U0333403

沉香文化

张 柏 主编

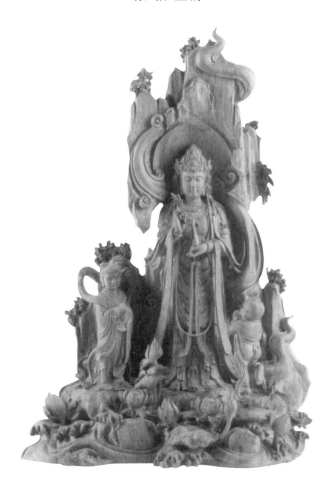

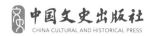
中国文史出版社
CHINA CULTURAL AND HISTORICAL PRESS

图书在版编目（CIP）数据

沉香文化 / 张柏主编. --北京：中国文史出版社，
2019.8

（图说中华优秀传统文化丛书）

ISBN 978-7-5205-1777-5

Ⅰ．①沉… Ⅱ．①张… Ⅲ．①沉香－文化－中国

Ⅳ．①R282.71

中国版本图书馆CIP数据核字（2019）第270174号

责任编辑：秦千里

出版发行：中国文史出版社

社　　址：北京市海淀区西八里庄69号院

邮　　编：100142

电　　话：010-81136606　81136602　81136603（发行部）

传　　真：010-81136655

印　　装：廊坊市海涛印刷有限公司

开　　本：16开

印　　张：14

字　　数：193千字

图　　幅：352幅

版　　次：2020年1月第1版

印　　次：2020年1月第1次印刷

定　　价：98.00元

编者的话

中华民族有五千年的历史，留下了许多优秀的文化遗产。

作为出版者，我们应承担起传播中华优秀传统文化的责任，为此，我们组织强大的团队，聘请大量专业人员，编写了这套"图说中华优秀传统文化丛书"。丛书共10册，分别为《瓷器文化》《玉器文化》《书法文化》《绘画文化》《钱币文化》《家具文化》《名石文化》《沉香文化》《珠宝文化》《茶文化》。

从2015年下半年图书选题立项，到如此"大块头"的丛书完成，历时4年多。

如何创新性地传播中华优秀传统文化，是我们最先思考的问题。以往讲述传统文化，大多不离"四书五经""诸子百家"等高堂讲章。经过反复论证，我们决定从瓷器、玉器、书法、绘画、钱币等10个专题入手，讲述它们的起源、发展历程和时代特征等内容。这10个专题都是从中华传统文化这一"母体"中孕育出来的"子文化"，历史悠久，艺术魅力独特，具有鲜明的中华民族文化印记。10个子文化横向联结起来，每个历史发展阶段的特征也就鲜明、形象起来了，管窥中华优秀传统文化的目的也就达到了。

聘请专家撰写文字内容这一环节是丛书的重中之重。编辑们动用20多年来积累的作者资源，或打电话，或直接登门拜访，跟专家联系，确认撰稿事宜。这一工作得到专家们的热心支持，但部分专家确实手头有工作要做，不能分心，不得不放弃。待所有的专家联系到位后，时间已过去半年多。

专家们均是相关专题文化领域的权威，可以保证内容的科学性、准确性。但要让读者满意，这还远远不够，必须内容言之有物、行文生动易懂。为此，编辑人员与相关专家进行了多轮面对面的交流与沟通，反复讨论撰稿的体例架构、内容重点、行文风格等。双方交流有时候在办公室，有时候则在专家家里。有些专家每天的日程安排非常紧凑，只有晚上有空闲时间，为此编辑人员不得不在晚上登门讨论。一本书稿完工，少则一年多，多则两三年，专家和编辑人员都倾注了大量的时间和心血。

　　同时，为了顺应读图时代的需求，让读者"看到"历史，我们邀请30多位业内资深的摄影师，历时2年多，足迹遍及大半个中国，拍摄并收集了近2万张图片；又反复筛选其精美者近4000幅收录到本丛书中，每册书少则插图二三百幅，多则500多幅。为了更好地展示图片质感和艺术效果，10多位设计人员又花费了大半年的时间给图片做了精细化处理，从而使图片与文字更完美地结合，让看似抽象的文化在读者眼中有了质感和真实感，减少了因年代久远带来的陌生与隔阂，真正地与中华传统文化亲密接触。全书完稿后，15位专业编辑、8位专业校对人员又对全部书稿进行了反反复复的编辑加工和校对，从而保证了书稿的高质量呈现！

　　以上所有的努力和付出都是值得的。这不仅是作为参编者的我们对工作认真负责的体现，也是我们对读者认真负责的体现，更是对中华优秀传统文化传承和传播不懈努力的体现。

　　在此，要感谢对本丛书的编辑和出版给予关心和支持的所有朋友，特别感谢全国工商联全联民间文物艺术品商会及其所属分支机构所有会员的大力支持，他们提供了大量精美图片。

　　厚重浩繁的中华优秀传统文化穿越几千年的岁月沧桑，绵延至今而不衰，有赖于古今无数有识之士的发掘和传承。文明的薪火世代相传，永不熄灭。

丛书序言

很高兴参与"图说中华优秀传统文化丛书"的编辑、出版工作。出版过程是漫长的，但对于我来说，只有兴奋，没有厌烦与抱怨，因为这毕竟是自己一直喜欢做的事情！文化是一个国家、一个民族的精神家园，体现着一个国家、一个民族的价值取向、道德规范、思想风貌及行为特征。中华民族有五千年的历史，留下了许多优秀的文化遗产。中华民族文化源远流长，是世界艺术宝库中的璀璨明珠，是中华民族的独特标识，是我们中华民族的血脉。

参与出版的过程，也是我学习和思考的过程。我对中国传统文化有几点小感悟，现拿出来与大家分享一下。

第一点：传统文化离我们很近，又离我们很远！

我们作为华夏子孙，生在中国，长在中国。五千年的传统文化，潜移默化地滋养了我们一代又一代，给每个人的骨子里都烙上了鲜明的民族烙印——中国人追求仁爱、诚信、正义、和合等核心思想理念，信奉自强不息、扶危济困、见义勇为、孝老爱亲等美德，主张求同存异、文以载道、俭约自守等人文精神。所以，传统文化离我们很近，它随时随地守候在我们身边，与我们生活在一起。

可是，如果让我们详细说一说中国传统文化，很多人马上就想到"四书五经""诸子百家"等典籍，"仁义礼智信"等道德行为准则，但又说不出个子丑寅卯来，往往感觉"书到用时方恨少"。这就是传统文化离我们很远——多数中国人所知道的传统文化只是片断式的，不系统，我们与它有一定的距离，是既熟悉又陌生的"朋友"。

第二点：中国传统文化的外延很广。

我们还需要明白，中国传统文化外延很广，内容极其丰富。除了"四书五经""诸子百家"等典籍和儒释道三教，还有艺术、科技、饮食、衣饰、建筑、耕作、制造等诸多内容，每项内容都有数千年的时间积淀，有着悠久的历史成色，值得我们深入考察与学习。

第三点：对中国传统优秀文化要有自信！

中华民族在近代遭受了种种磨难，鸦片战争、八国联军侵华、日本侵略等，给中国人带来巨大的肉体及精神创伤。有不少国人对自己国家的文化，对自己的民族失去了自信。一种声音出现了：西方全面领先中国，我们的文化不行了；中国落后的原因就在于传统文化，要强盛就要抛弃那些旧东西。

一些国人之所以有如此想法，根本原因在于没有正确认知中国的传统文化。中国五千年的历史文化，集聚了多少代人的智慧，远不是一些只有几百年历史的国家可比的。中国的经济、科技、文化等，曾经领先世界其他国家20多个世纪，而且形成了"中华文化圈"，日本、韩国、越南等国家都普遍受到影响。中国人如果还没有文化自信，还有哪国人应该有文化自信？听听著名学者季羡林怎么说的："中国从本质上说是一个文化大国，最有可能对人类文明作出贡献的是中国文化，21世纪将是中国文化的世纪。"

第四点：为何学习中国优秀传统文化？

中华传统文化是数千年来老祖宗留下来的经验和智慧结晶，它来源于生活和社会，必然服务于生活和社会。对于个人来说，学习传统文化有助于树立正确的人生观、价值观，约束人性中的浮躁、贪婪、虚伪、险恶，做一个对国家、对社会、对家庭有用的人。

21世纪是竞争的世纪，是中华民族复兴的世纪。一个国家的富强，除了政治和经济，文化也是一个重要的方面。民族的复兴，首先是文化的复兴。"求木之长者，必固其根本；欲流之远者，必浚其泉源。"中华优秀传统文化是中华民族的精神命脉，是我们在激荡的世界中站稳脚跟的坚实根基。让我们守望它，传播它，践行它！

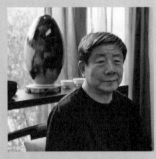

张柏 /

1949年生人。毕业于北京大学考古专业。曾任联合国教科文组织国际古迹遗址理事会执委、中国文物古迹保护协会理事长、世界博物馆协会亚太地区联盟主席、中国博物馆协会理事长、中国文物保护基金会理事长、国家文博专业学位委员会委员、国家文物局原副局长、全国政协第十一届委员。

主持、主编、合著、自著的论文、专著和其他方面的著作有《全国重点文物保护单位》《明清陶瓷》《中国古代陶瓷文饰》《新中国出土墓志》《中国文物地图集》《东北边疆重镇宁古塔》《三峡文物与文物保护》《中国文物古迹保护准则》《中国出土瓷器全集》《中国古建行业年鉴》等。《中国文物古迹保护准则》荣获全国文物科研一等奖，《中国出土瓷器全集》荣获全国优秀作者奖。

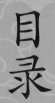

目录

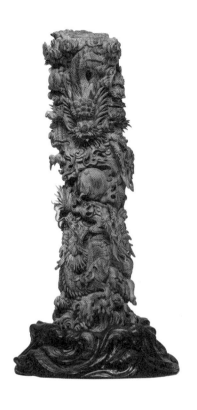

第一章
认识沉香
一、什么是沉香 / 002
　　1.什么是沉香醇 / 005
　　2.中国的白木沉香 / 006
　　3.莞香 / 010
二、沉香的形成 / 011
　　1.沉香结香的前提：生长良好的
　　　沉香树 / 011
　　2.可遇而不可求的结香条件 / 012
　　3.沉香香体的变化 / 013
三、沉香的产地 / 014
　　1.惠安系沉香 / 014
　　2.星洲系沉香 / 021

四、沉香的名称 / 050
　　1.进口沉香 / 050
　　2.国产沉香 / 054
　　3.伽南香 / 054
　　4.绿油伽南香 / 056
　　5.紫油伽南香 / 057
五、沉香的分级 / 058
　　1.依产地的分级 / 058
　　2.依比重的分级 / 060
　　3.依色泽的分级 / 062
　　4.依特殊品质的分级 / 064
六、沉香的用途 / 072
　　1.制成香品 / 072
　　2.入药 / 076
　　3.泡茶 / 076
　　4.提炼精油 / 077
　　5.制成手串或雕像 / 077
　　6.供养与镇宅 / 084
　　7.收藏 / 084
　　8.美容 / 113
　　9.环保 / 113
　　10.其他用途 / 113

第二章

沉香的分类

一、按结香状态分类／116

  1.生结沉香／116

  2.土沉香／118

  3.熟结沉香／119

  4.奇楠香／119

  5.水沉香／125

二、按结香油脂好坏分类／130

  1.树心油沉香／132

  2.边皮油沉香／133

三、按结香外形特质分类／134

  1.板头沉香／134

  2.壳子香／136

  3.虫漏／137

四、市场上的沉香分类／138

  1.倒架沉香／138

  2.蚁沉香／138

五、沉香的产地／139

  1.国内沉香／139

  2.惠安系沉香／141

  3.柬埔寨与老挝沉香／150

六、沉香制品／152

  1.线香／152

  2.盘香／152

  3.香粉／153

  4.佛珠／153

  5.吊坠／155

  6.摆件／155

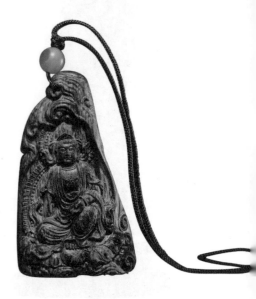

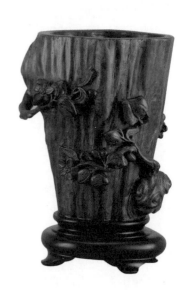

第三章

沉香鉴赏

一、沉香其实并非木材／162

二、生香与熟香的鉴别／164

三、沉香与沉香木／173

四、真假沉香鉴别／176

五、沉香的选购／183

  1.闻香味浓醇／186

  2.看品质好坏／186

  3.识产地质量差异／189

  4.看沉香形态／189

六、沉香手串的选购／193

  1.嗅味道／196

  2.试重量／196

  3.辨真假／199

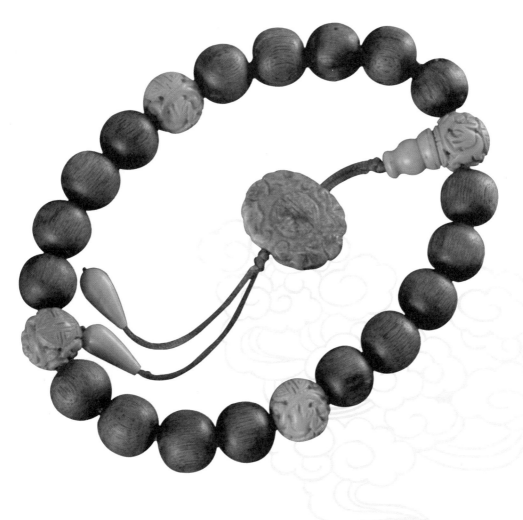

第四章

沉香的保养

一、长期佩戴／202

二、保持相对湿度／203

三、不宜多浸水／203

四、不要摔打／204

五、不要用尖锐物品刻划／204

六、不要接触香水／207

七、避免暴晒／207

八、远离火源／208

九、远离高温环境／208

十、其他保养方法／208

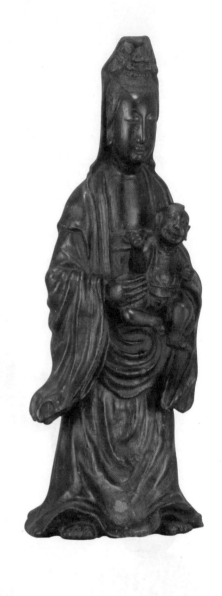

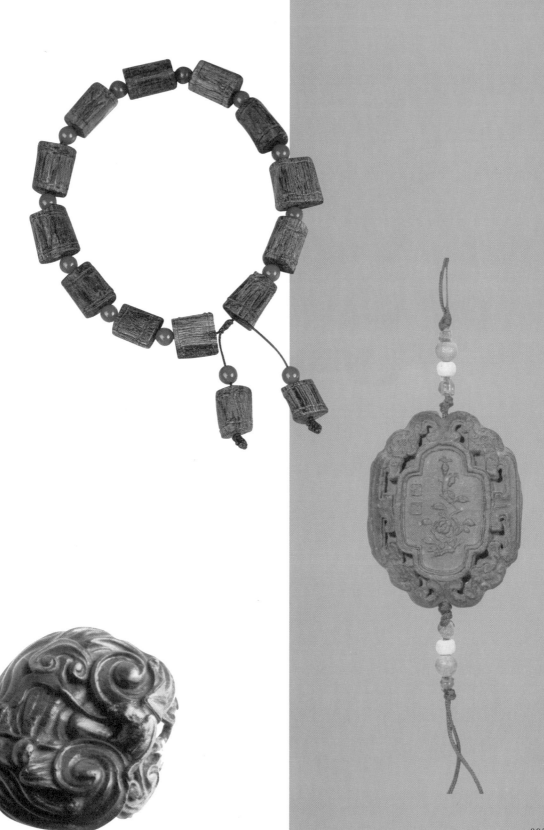

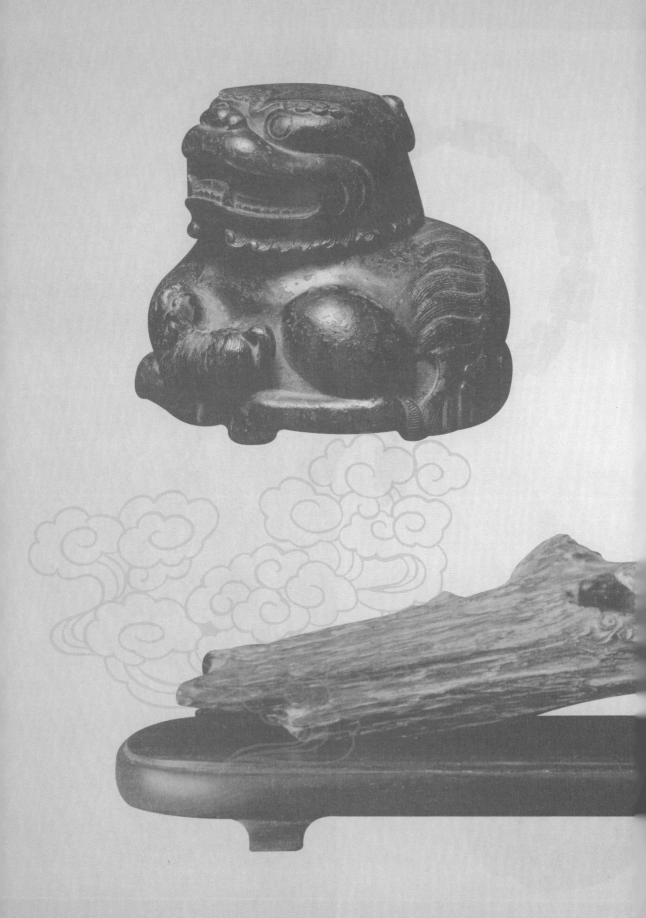

第一章

认识沉香

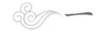

一
什么是沉香

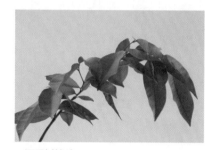
△ 沉香树枝叶

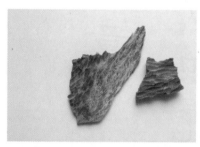
△ 沉香原料

沉香被誉为"树木中的钻石"，有与生俱来的淡雅宜人的香气。古语说的"沉檀龙麝"的"沉"，指的就是沉香。沉香香品高雅，十分难得，历来被列为众香之首。沉香树又名牙香树、白木香，是原产于中国南部的常绿乔木，有平滑及浅灰色的树干、卵形且叶脉幼细的叶片和黄绿色的小花。沉香的用途广泛，它的树脂可以制成香料，供药用或雕刻成各种艺术品。

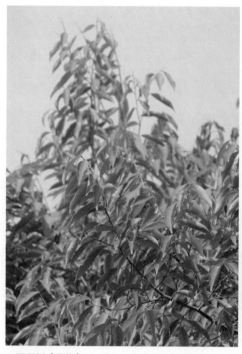
△ 沉香树（局部）

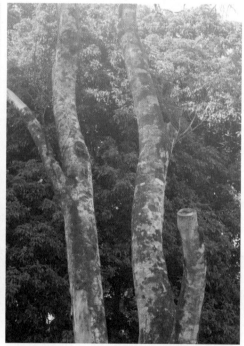
△ 沉香树树干

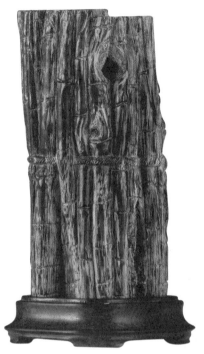

△ **沉香东竹笔筒**

产地为加里曼丹　沉水

长4厘米，宽3.5厘米，高9厘米，重约62克

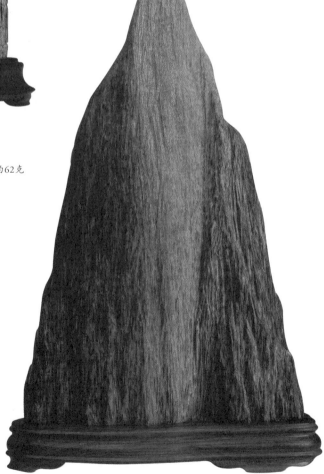

▷ **沉香山子**

产地为加里曼丹

长15厘米，宽10厘米，高22厘米，
重约327.6克

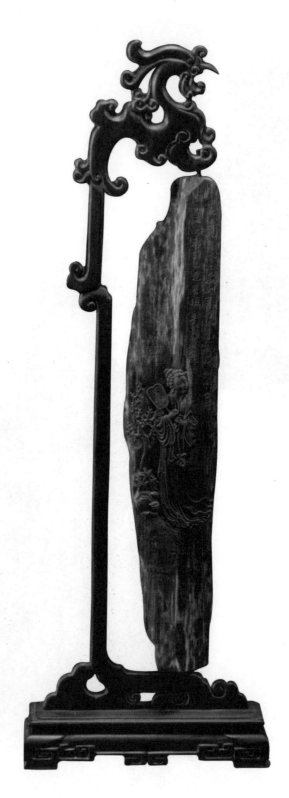

▷ 仕女图
产地为东马软丝
高40厘米，重72.5克

1 | 什么是沉香醇

沉香到底是什么？它被众多收藏爱好者传颂的珍贵之处又在哪里呢？

在了解沉香之前，有必要先认识一种独特的树种——沉香树，也就是人们常说的白木沉香。收藏爱好者所认知的沉香，就是这种沉香树在十分特殊的条件下，经过长期的自然演变形成的。它的实质是一种混合物，含有一种被称为"沉香醇"的油脂成分和沉香树的木质成分。由于世人最初所得到的沉香就是开采自这种沉香树，所以中国古代把沉香归为"木类"，有"蜜木""香木"等叫法。但如果因此而把沉香当作一种木头，那就大错特错了。虽然沉香中含有大量的木质成分，但是沉香真正的核心并不在于它作为珍贵树种的身份，而是它所含的那种有着特殊香气的油脂——沉香醇。

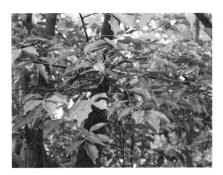

△ 沉香树的生存环境

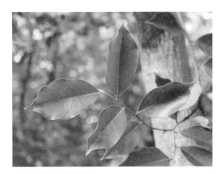

△ 沉香树（局部）

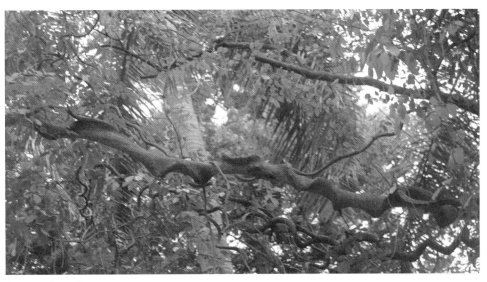

△ 沉香树（局部）

2 | 中国的白木沉香

　　白木沉香也称白木香、土沉香，属瑞香科沉香属植物，是一种热带及亚热带常绿乔木，为我国特有的珍贵药用植物。树高5～15米，树皮呈浅灰色，较平滑，纤维坚韧。小枝圆柱形，具皱纹，幼时被疏柔毛，后逐渐脱落，无毛或近乎无毛。叶革质，圆形、椭圆形至长圆形，有时近倒卵形，长5～9厘米，宽2.8～6厘米，先端锐尖或急尖并具短尖头，基部宽楔形，叶片上面为暗绿色或紫绿色，光亮，下面为淡绿色，两面均无毛；叶柄长0.5～0.7厘米。花芳香，黄绿色，多朵，组成伞形花序；花梗长0.5～0.6厘米，密被黄灰色短柔毛；萼筒浅钟状，长0.5～0.6厘米，两面均密被短柔毛，裂片卵形，长0.4～0.5厘米，先端圆钝或急尖，两面被短柔毛；花瓣鳞片状，着生于萼筒喉部，密被毛；雄蕊10枚，排成一轮，花丝长约0.1厘米，花药长圆形，长约4毫米；子房卵形，密被灰白色毛，2室，每室一胚珠，花柱极短或无，柱头头状。蒴果果梗短，卵球形，幼时绿色，长2～3厘米，直径约2厘米，顶端具短尖头，基部渐狭，密被黄色短柔毛，2瓣裂，2室，每室具有一种子。种子褐色，卵球形，长约1厘米，宽约5.5毫米，疏被柔毛，基部具有附属体，附属体长约1.5厘米，上端宽扁，宽约0.4厘米，下端成柄状。花期春夏，果期夏秋。

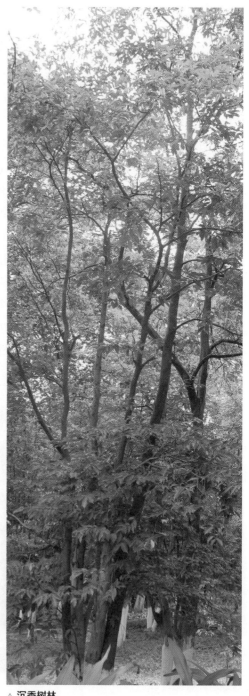

△ 沉香树林

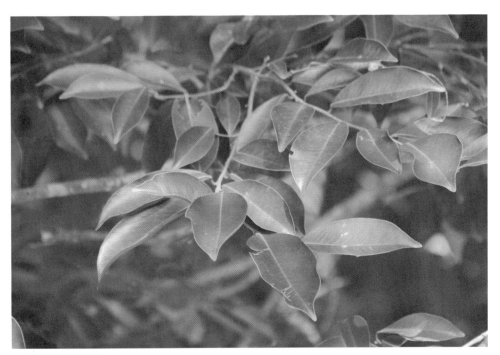

△ 白木沉香树（局部）

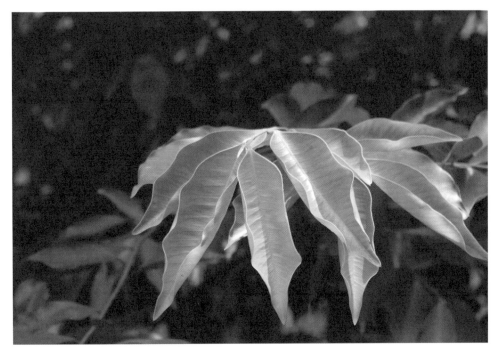

△ 白木沉香树叶片形态

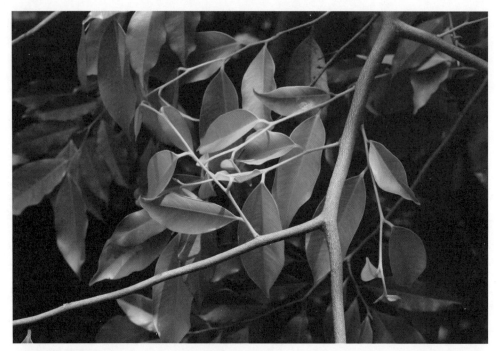

△ 白木沉香树枝形态

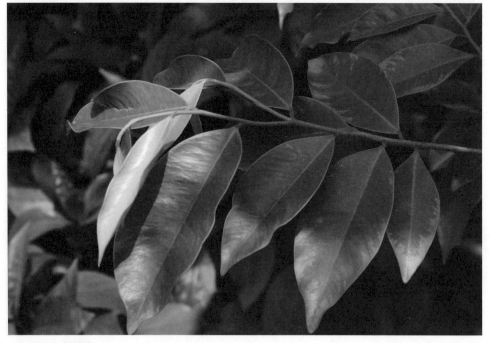

△ 白木沉香（局部）

　　白木香的药材名为沉香，以其含树脂的木材入药，属我国中药沉香的正品来源，也是我国生产正品中药沉香的唯一植物资源。沉香是中国、日本、印度以及东南亚国家的传统名贵药材和珍贵的天然香料。

　　我国历史上的白木香资源曾经非常丰富，国产中药沉香品质优良，拥有"冠绝天下"的美称。然而近年来，由于白木香的自然繁殖率低、生存环境不断被破坏，加上虫害及人为砍伐等因素，白木香资源遭到严重破坏，现仅有零星散生的残存植株。1987年白木香被列为国家三级珍稀濒危保护植物，1999年又被国务院批准为国家二级重点保护野生植物。

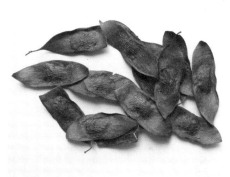

△ 白木香果实

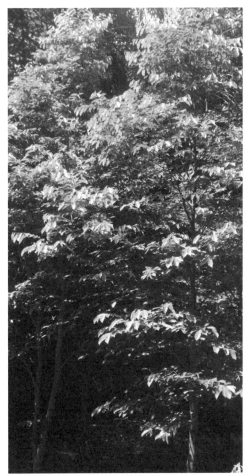

△ 沉香树的生存环境

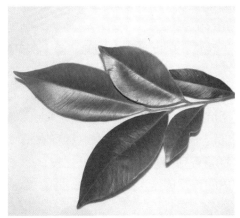

△ 沉香树树叶形态

3 | 莞香

莞香历来是广东东莞的特产，大岭山、寮步等地是主要产地，特别是大岭山，明代以前已广泛种植沉香树，以鸡翅岭、龙岗、马蹄岗、金桔、大沙、梅林和百花洞一带较为知名。大沙、大朗、寮步、茶山等为主要集散地，以寮步的香市最为著名。莞香是中国树木中唯一以东莞地名命名的树木，历史十分悠久。莞香也称女儿香、牙香树、白木香、土沉香，属瑞香科沉香属乔木，为国家二级保护植物。近年来东莞市十分重视发掘地方特产，将莞香作为标志性植物大量繁育、推广种植，使久违的莞香重新迸发出勃勃生机。

莞香树高8～15米，直径20厘米，高3.5米左右，需要7～8年的生长周期。第一次开采沉香，称"开香门"。每年农历十二月是开采沉香的季节。开采的沉香依质地分为"白木香""镰头香""沉香"和"牙香"（又名女儿香）。凡初开香门的为白木香，是香品中最低等的。由旧香口挖掘出来的香块叫镰头香，用途较广，但木质花纹较少，没有油脂，价格比白木香稍高些。沉香来自一些老香树的树头，有十分丰富的油脂，开采时把它大块大块地取下来，仔细地把没有油质的部分刮去，留下的油脂部分便是"沉香"了。沉香有镇定安神、行气止痛的功效。牙香是来自多年开采的老香树，富含油脂。然后由香农精心地将其凿成一条条的马牙形，如手指大小，其价格比镰头香要高出好几倍，是莞香中的精品。已经凿取木香的莞香树仍然会继续生长，一般情况下几年凿取一次。

莞香在古代就已价格不菲，据《广东新语·香说》记载：当莞香盛时，岁售逾数万金。即使在今天，中等的白木香、常见的镰头香每千克也需数百元；沉香和牙香则价格更高了。莞香燃烧时没有烟雾，气味较清香，主要用于观赏，因此受到人们的喜爱，历几百年而不衰。

莞香是生产香料的主要原料，后因无节制的乱砍滥伐，曾经满山绵延不绝的莞香树已所剩无几，濒于绝迹。1980年后，东莞市药材公司为了培植药用沉香，发动群众在鸡翅岭、龙岗等地重新培植了大量莞香树。东莞市主管部门十分重视保护莞香这种稀有植物，鼓励当地群众种植莞香树，2003年还将莞香列为东莞市第一批古树名木予以保护，并将50株位于大岭山森林公园内的莞香树作为种群之一，供南来北往的游客观赏。

二
沉香的形成

　　每块沉香的形成都需要非常苛刻的自然条件，也包含着数不胜数的机缘巧合。总的来说，沉香的形成应具备以下几个条件。

1 │ 沉香结香的前提：生长良好的沉香树

　　樟树科、橄榄科、瑞香科和大戟科这四大类树种中都有能够结出沉香的沉香树，其中要数瑞香科沉香树所结沉香的品质最佳，目前市场上所见最多的就是这种沉香。这种沉香树的结香过程十分缓慢，再加上它对结香条件的要求特别苛刻，所以瑞香科沉香树能够结香的比例并不高。

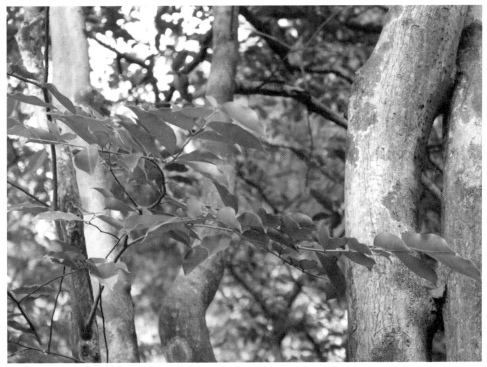

△ 沉香树树干（局部）

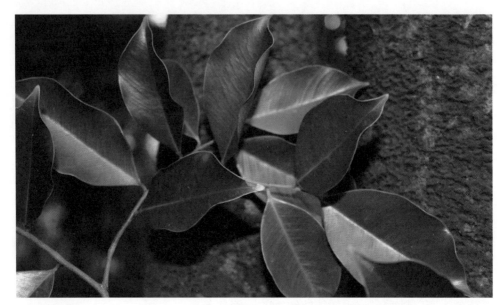

△ 沉香树的枝叶

瑞香科沉香树只适合生长在温暖潮湿的地区，而且很难被移植到其他地方栽种，因为它对生长环境如土壤、温度、湿度等要求特别高。这种沉香树的木质十分疏松，很容易折断，受伤后容易死亡，因此在风沙较大的自然环境中也很难生存。一旦这种沉香树所处自然环境的气温低于 − 2℃，也难以生存。要使这种沉香树结出品质较高的沉香，除了必须具备适宜的生存环境外，还必须具备成熟且发育良好的树脂线，通常树龄数十年的香木才能具有。野生沉香树一般只有一两百年的寿命。

2 | 可遇而不可求的结香条件

形成沉香的前提条件是沉香树首先要具备良好的结香条件，然后还必须要等待神奇的大自然的各种因缘际会给它提供结香的条件。

沉香树在生长过程中会受到来自大自然的各种侵蚀，包括自然因素和人为因素，如风沙侵伤、虫蚁噬咬、雷击和刀斧等。沉香树在受到这些伤害后会形成伤口，然而并不是每一个伤口都能结香。

如果一个结香口在短时间内没有完全愈合，会导致伤口周围的细胞组织受到细菌的感染而发生病变，此时，沉香树中的树体免疫系统——树汁就会发挥作用，形成一种膏状的油脂块，以达到阻止沉香树木质组织病变而形成的树体溃烂继续发生的目的。当这种油脂块在以木质为载体的情况下沿着沉香树的木质导管不断向周围扩散，并经长时间的醇化反应后形成一种油脂和木质的混合物时，这个过程便是沉香树生成沉香的结香过程。

3 ｜ 沉香香体的变化

沉香中的沉香醇具有活性，这种特性会随着时间和所处自然环境的变化而不断发生变化。沉香树的伤口在成功结香的过程中，往往会发生各种各样的变化。一般会产生以下几种变化。

（1）由于沉香油脂生存于沉香木内，它的结香过程主要依赖沉香树持续提供的沉香香体不断生长、扩散的各种营养及载体等。在此过程中，寄存在沉香木体内的沉香油脂会因吸收营养等因素不断扩张，不断提高自身的油脂质量。

（2）香体达到一定程度后，会从沉香木中自行脱落，掉入土质或泥水环境中。这时，香体因为缺少沉香树活体所提供的营养，就会停止扩散，还会根据外界环境的变化而发生变化（如外形和颜色等）。时间一久，大多数香体会因此而发生变质或风化，直至最后消失。当然也有特殊情况，如果脱落的香体本身含油达到了一定的级别，有时外表的风化现象反而能起到保护内部油脂的作用，内部油脂在这样的保护下就能得以存留。

（3）如果香体所依附的沉香树死亡并腐朽，在这种情况下，残留在沉香树体内的香体会依据沉香木腐朽的不同程度而继续生长或停止生长。但是，香体内部的活性油脂依然会得以保存一段时间，部分油脂含量较高的香体还会随着时间和自然环境的变化而不断改变其外形及形态，并形成各种不同的香味。

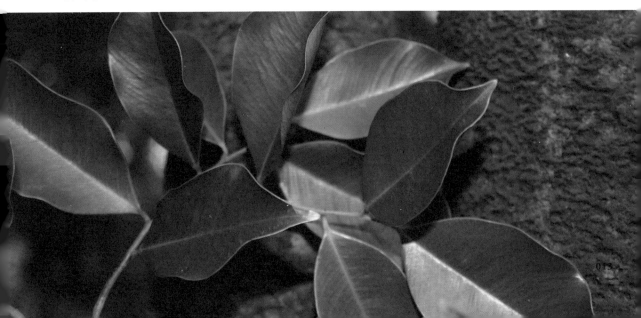

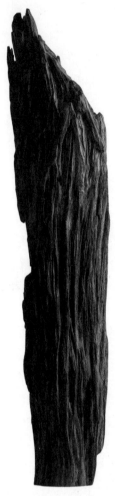

△ **越南惠安沉香原料**
高60厘米，重约990克

三
沉香的产地

沉香的产地众多，有些产地甚至连名字都没有。而即使是同一产地，在不同的时间、不同的地点所产的两块不同的香或多或少会有香味差别；而且同一种香味，在不同的人心中也会有不同的感受。因此，想要阐述所有产地沉香的香味特点确实是很难做到的。每一块沉香，其成香的原因、形成的地点、成香后的变化，都是独一无二的。所以，每一块沉香的香味背后都会有一个机缘巧合的奇妙故事。下面重点讲一下惠安系、星洲系沉香及其特征。

1 | 惠安系沉香

惠安系沉香是在越南惠安沉香市场上销售的各地沉香的统称，包含泰国、缅甸、越南、老挝、柬埔寨及中国早期生产后出口的沉香。我国的惠安沉香主要产地在香港、海南、广东（海陆丰、茂名、电白、东莞）等地区。古时，这些地区所产的沉香品质极高，尤其是海南所产的高品级紫奇楠、绿奇楠、白奇楠、黑奇楠、黄熟香以及莞香中的女儿香，都是极其难得的国宝级香品。我国的广西和云南所产的沉香品种也很多，以绿奇楠和奇楠皮最为著名。我国台湾地区有一种叫作土沉香的沉香树，也能产出沉香。

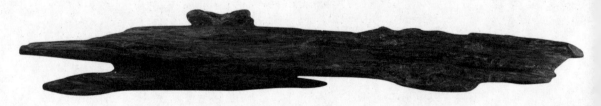

△ **惠安沉香原料**

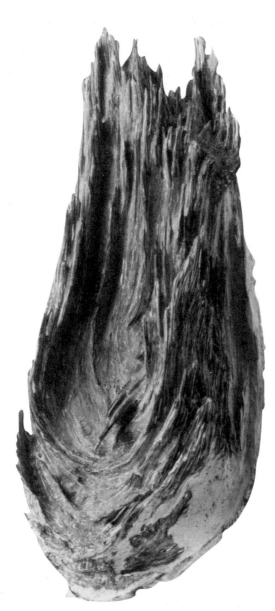

◁ **孔雀开屏摆件**
产地为云南
高50厘米

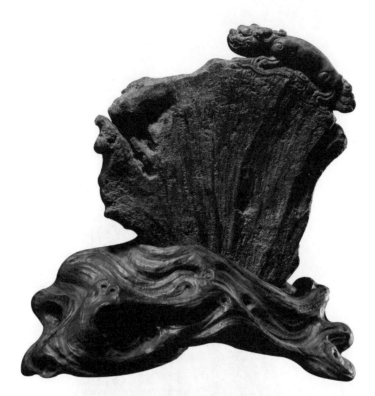

△ 海南沉香摆件

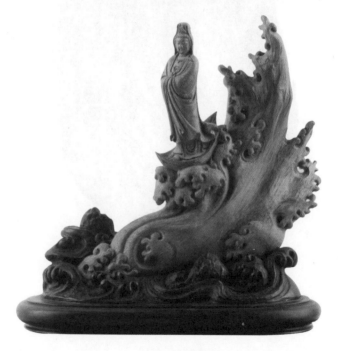

△ 海南沉香摆件

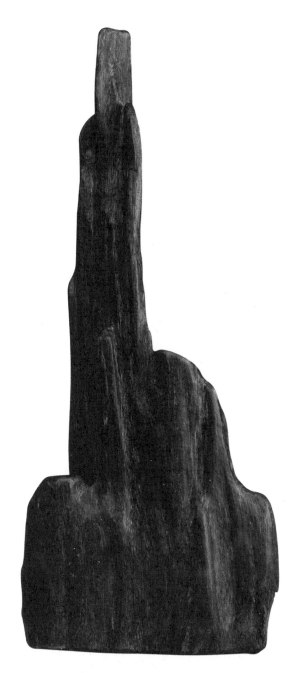

△ **越南惠安沉香山子**
长11厘米，宽6厘米，高26厘米，重约301克

与中国相邻的越南也产沉香，以芽庄所产的沉香和奇楠最为著名。泰国、缅甸、老挝、柬埔寨因受地理位置、经纬度和土质的影响，所产的沉香要少一些，但也有一小部分品质较高的沉香产出。

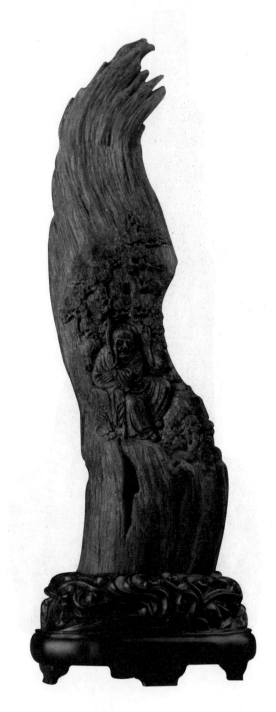

△ **罗汉雕件**

产地为越南芽庄

高18厘米，重约75克

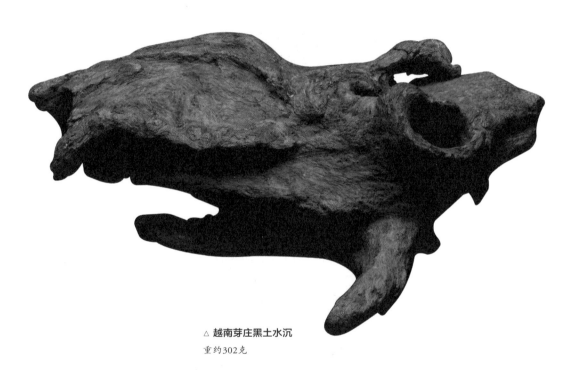

△ **越南芽庄黑土水沉**

重约302克

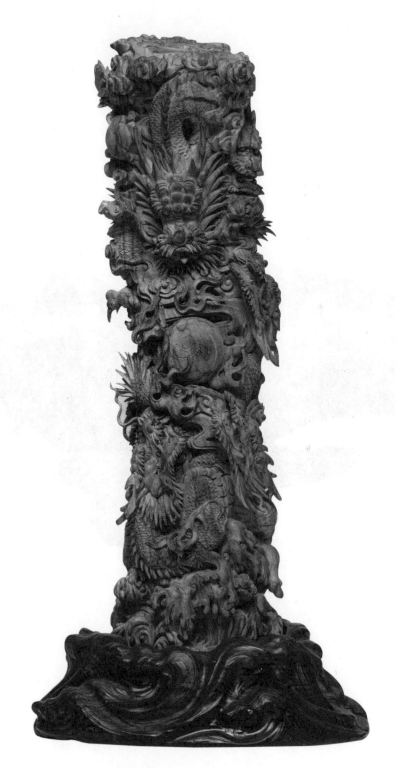

△ **越南惠安沉香九州华夏**
长13厘米，宽12厘米，高47厘米，重约1168克

2 ｜ 星洲系沉香

星洲作为沉香集散地而闻名，由此将周边多国沉香称为星洲系沉香。由于这些岛屿人烟稀少，所以能保留下来一部分沉香资源，这些地区也常有高品质的沉香出产。

星洲系沉香是近年来在香市上常见的产于印度尼西亚、马来西亚、菲律宾和文莱的沉香。主要产地有苏门答腊、爪哇、加里曼丹、苏拉维西。目前全世界使用量最大的沉香还是星洲系沉香。星洲系沉香产地较多，下面介绍几个具有代表性的沉香产地。

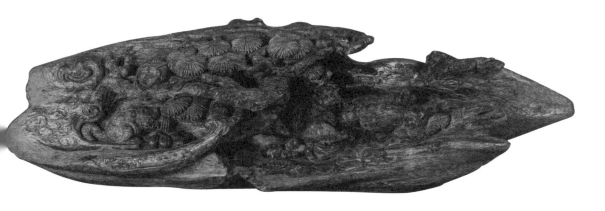

△ 土沉香"洪门多福寿"摆件
产地为印度尼西亚
长33厘米，宽8厘米，高9厘米，重约436.4克

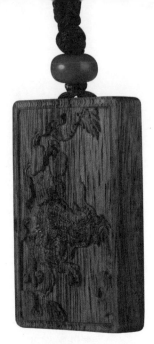

△ **文莱阳刻云龙纹方牌**

长0.4厘米，宽0.1厘米，

高0.6厘米，重约23克

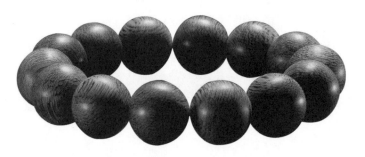

△ **沉香手串**

产地为文莱

14粒，重约23.3克

▽ **沉香老料**

产地为印度尼西亚

重约1490克

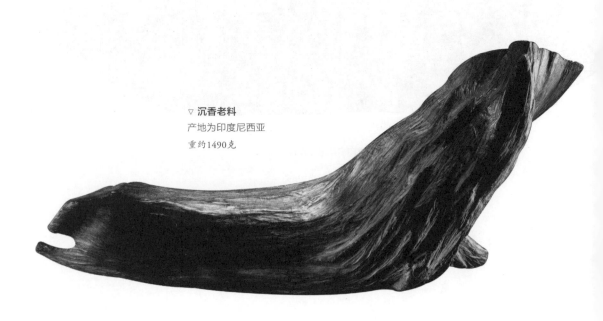

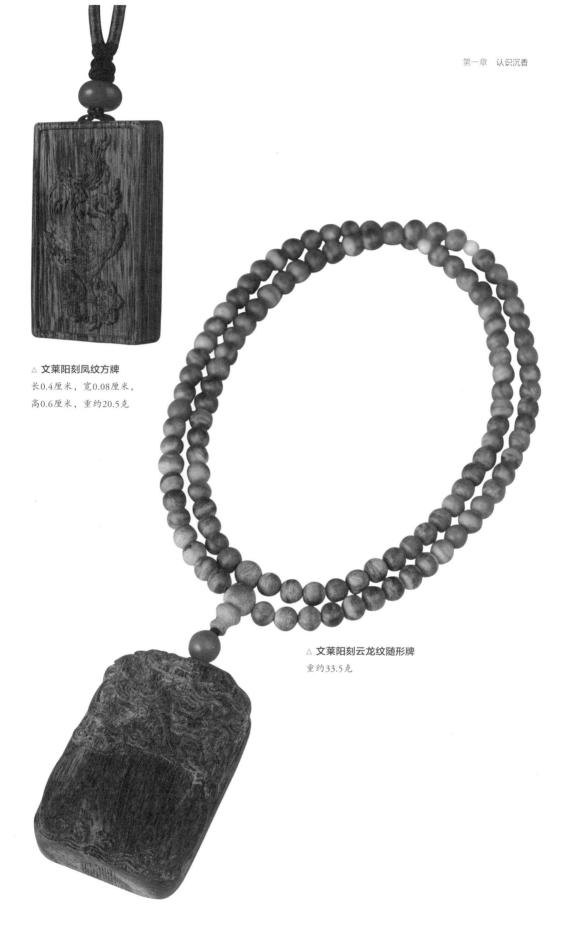

△ **文莱阳刻凤纹方牌**
长0.4厘米，宽0.08厘米，
高0.6厘米，重约20.5克

△ **文莱阳刻云龙纹随形牌**
重约33.5克

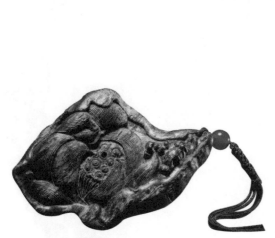

△ **沉香荷花香插**
产地为印度尼西亚达拉干
重约26.2克

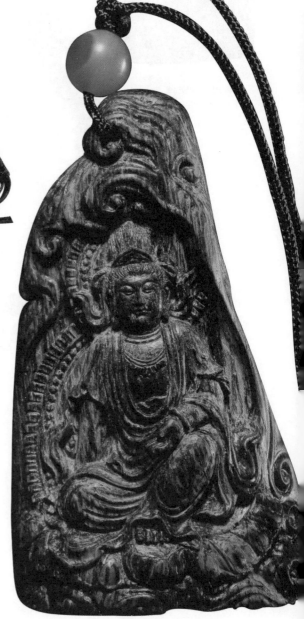

▷ **沉香观音挂件**
产地为印度尼西亚达拉干
重约2.5克

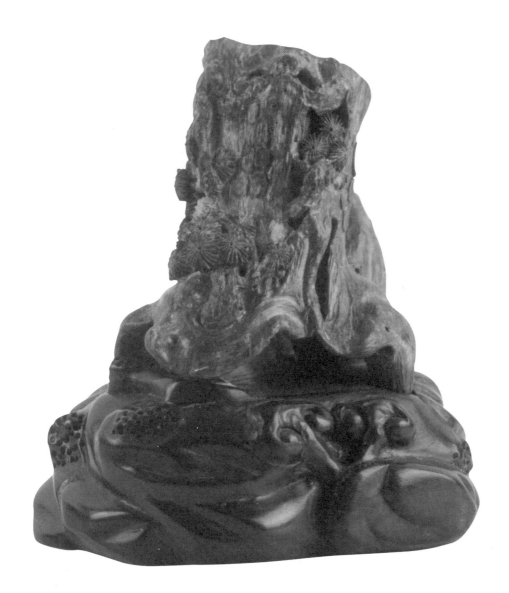

△ **松寿杯**
产地为印度尼西亚达拉干

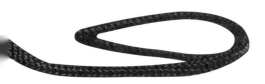

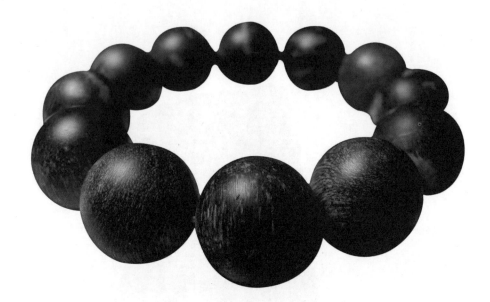

△ **沉香手串**
产地为印度尼西亚达拉干

12粒，每粒直径2厘米

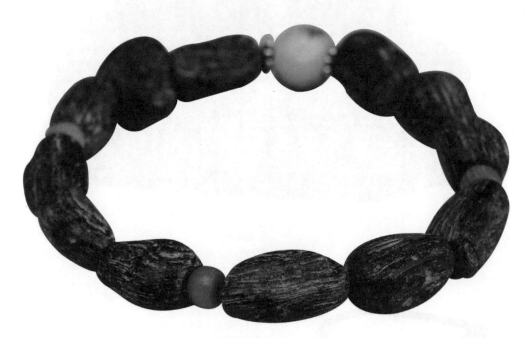

△ **沉香随形手串**
产地为印度尼西亚达拉干

重约12.8克

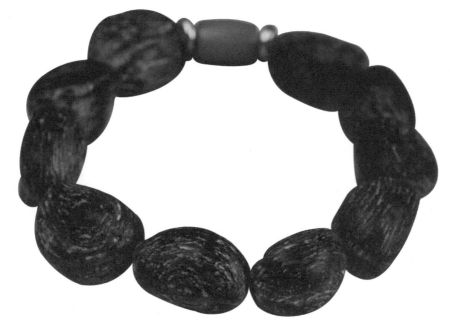

△ 沉香随形手串
产地为印度尼西亚达拉干
重约16.8克

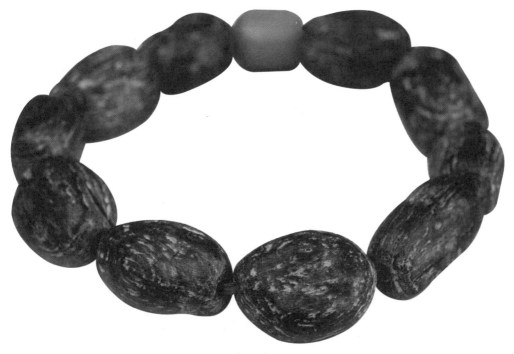

△ 沉香随形手串
产地为印度尼西亚达拉干
重约19克

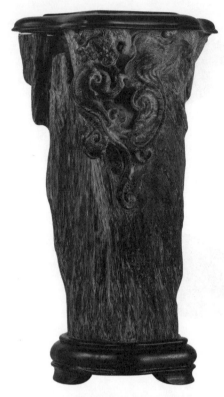

△ **沉香螭龙纹笔筒**
产地为印度尼西亚达拉干
重约226克

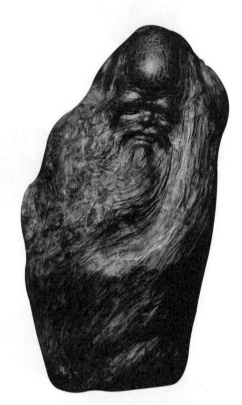

△ **沉香寿星摆件**
产地为印度尼西亚达拉干
高7厘米，重约48.9克

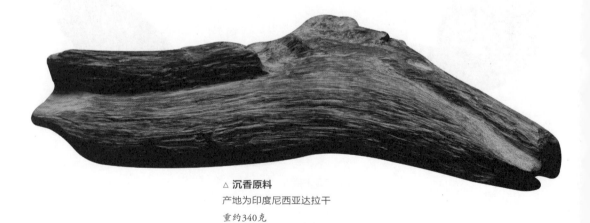

△ **沉香原料**
产地为印度尼西亚达拉干
重约340克

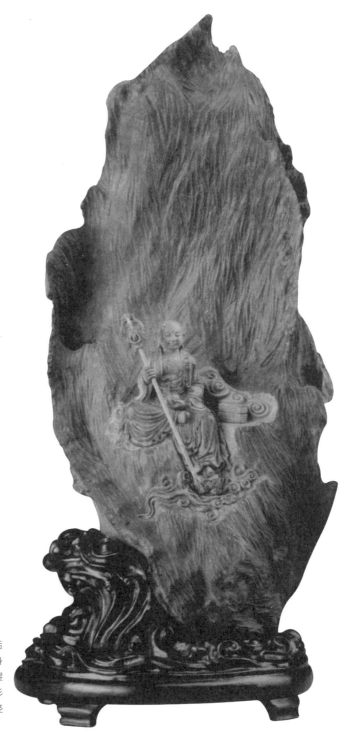

▷ **地藏王菩萨摆件**
产地为印度尼西亚马尼脑
高30厘米，重632克
　　此摆件中所雕刻的地藏王表情恬
静，眉目慈祥，双耳垂肩。地藏王身
披袈裟，一手持杖于胸前，一手掌握
法器，一足放于莲花宝座之上，衣衫
自然下垂，褶皱流畅。身旁放置经
文，全身置于祥云间。

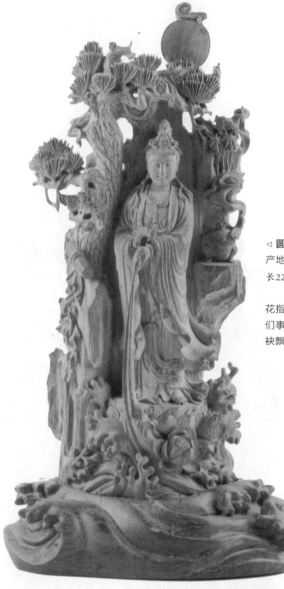

▷ **圆满滴水观音**
产地为印度尼西亚马尼脑
长22厘米，宽20厘米，高40厘米

　　观音立于灵芝之上，神态高贵，左手莲
花指，右手持净瓶，背后圆形光环，保佑人
们事事圆满，心想事成。雕刻细致入微，衣
袂飘逸。

▷ **沉香佛珠**
产地为印度尼西亚马尼脑　沉水
108粒，每粒直径0.1厘米，重78克

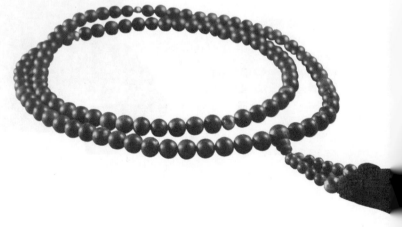

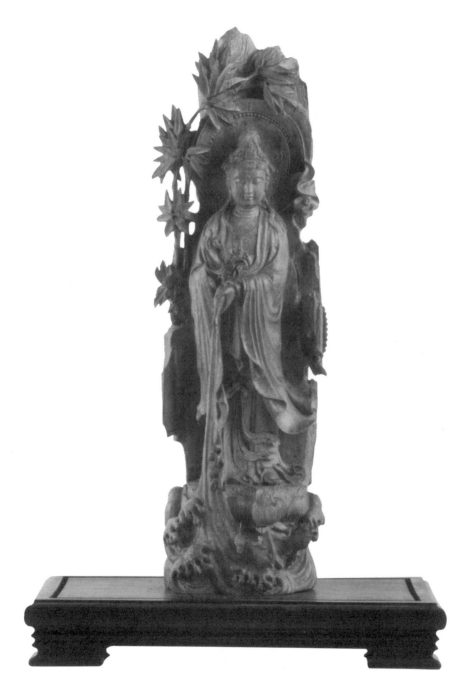

△ **竹林滴水观音**

产地为加里曼丹

长10厘米，宽5厘米，高33厘米

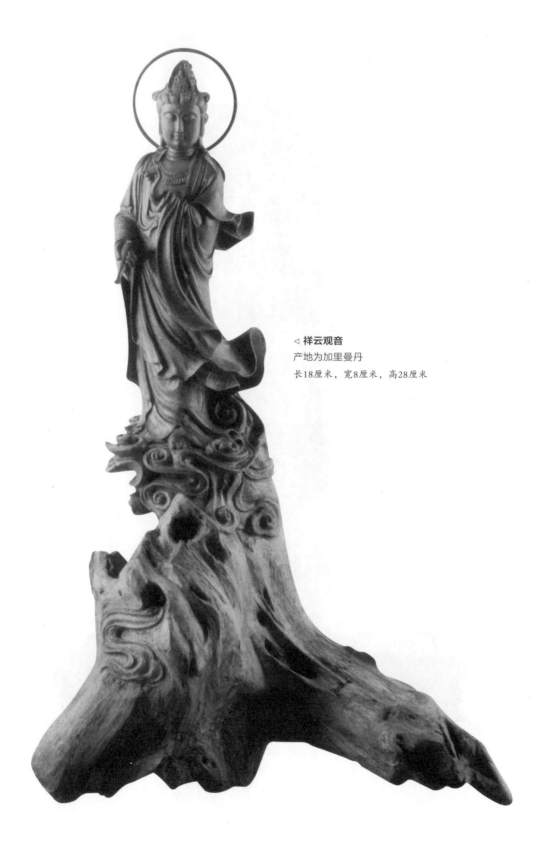

◁ **祥云观音**

产地为加里曼丹

长18厘米，宽8厘米，高28厘米

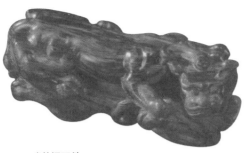

△ 瑞兽把玩件
产地为加里曼丹
长7.2厘米，宽3.2厘米，高2.8厘米，重24克

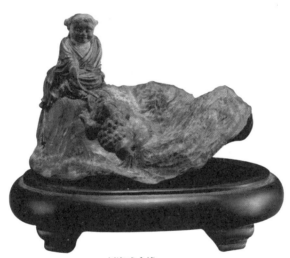

△ 刘海戏金蟾
产地为加里曼丹
长10厘米，重19.3克

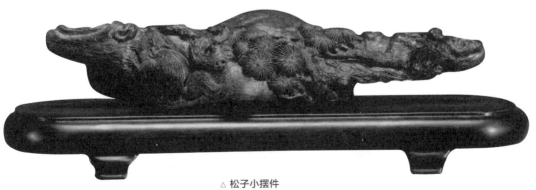

△ 松子小摆件
产地为加里曼丹
长22厘米，重33.4克

▷ **山水图摆件**
产地为加里曼丹
高17厘米，重40.2克

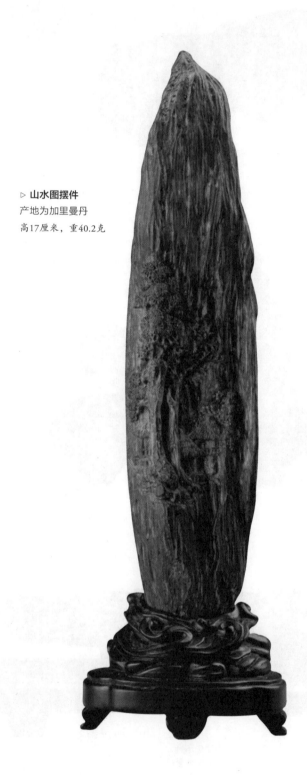

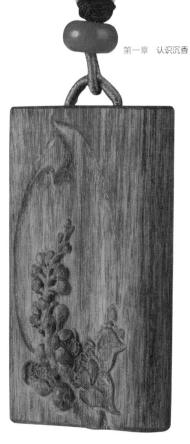

△ 阳刻"菩提叶"方牌
产地为印度尼西亚伊利安
重约23克

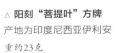

◁ 沉香原料
产地为印度尼西亚伊利安
重约254克

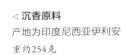

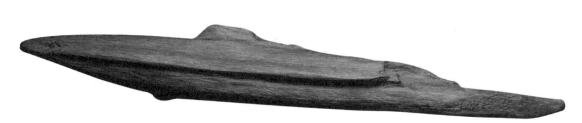

△ 沉香原料
产地为印度尼西亚伊利安
重约524.7克

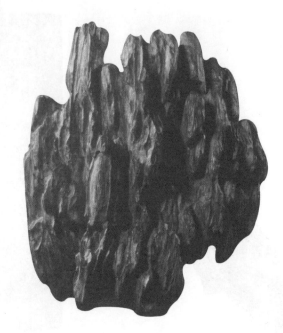

△ **沉香山子摆件**
产地为马来西亚

长18.5厘米，宽9.5厘米，高23厘米，重1107克

▷ **万象更新**
产地为马来西亚

长38厘米

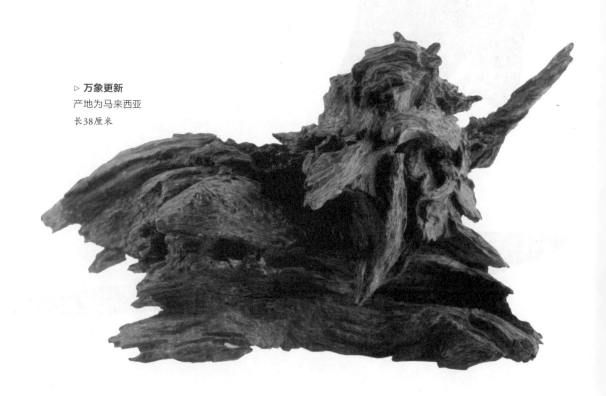

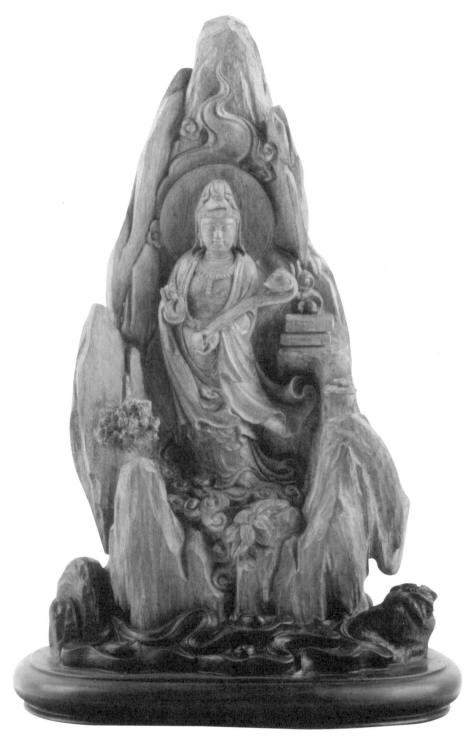

△ **如意观音**
产地为马来西亚
长20厘米，宽10厘米，高32厘米

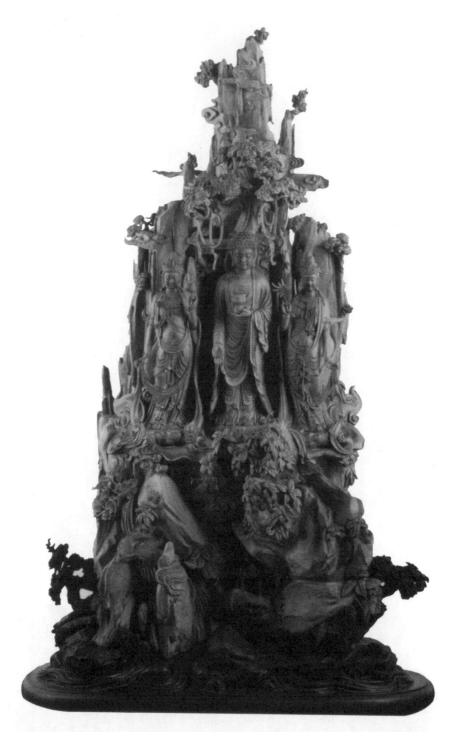

△ **西方三圣**

产地为马来西亚

长33厘米，宽13厘米，高63厘米

　　"西方三圣"即阿弥陀佛、观世音菩萨和大势至菩萨。阿弥陀佛是表无量的光明，无量的寿命，无量的功德。观音菩萨是表大慈悲，宇宙的大慈悲。大势至菩萨是表喜舍。

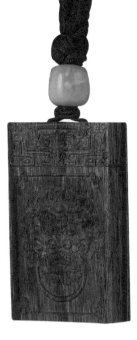

△ **阳刻首纹方牌**

产地为文莱

重约25克

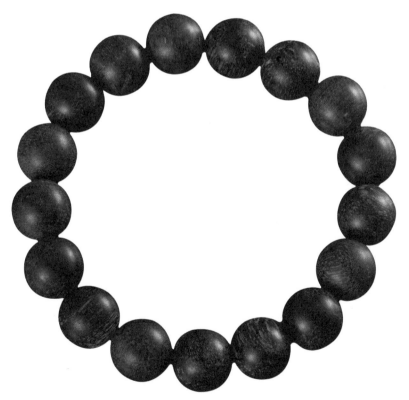

△ **天然老料沉香手串**

产地为文莱

17粒，每粒直径1.2厘米

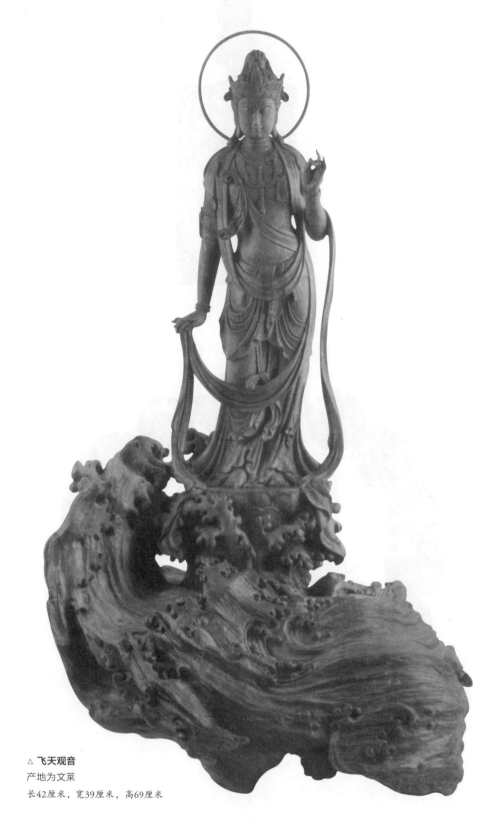

△ 飞天观音
产地为文莱
长42厘米，宽39厘米，高69厘米

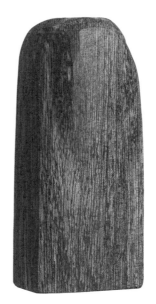

△ 沉香随形印章
产地为巴布亚
长0.4厘米，宽0.2厘米，
高0.8厘米，重约63克

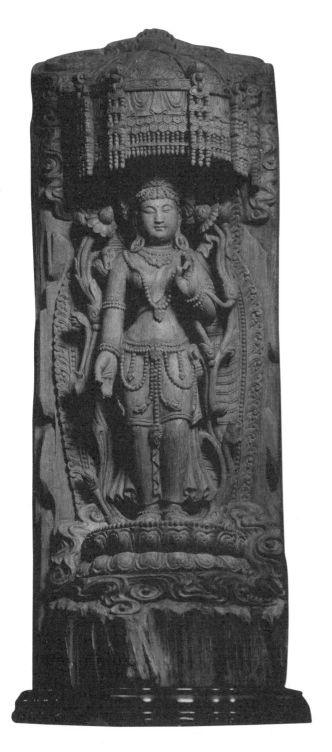

△ 沉香观音
产地为巴布亚
长17厘米，宽17厘米，高40厘米，重约1250克

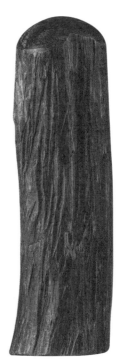

△ 沉香随形印章
产地为巴布亚
重约80克

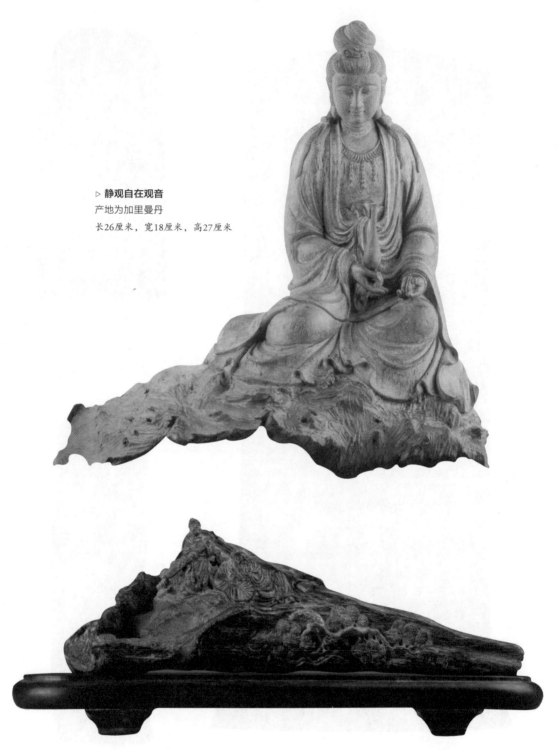

▷ **静观自在观音**
产地为加里曼丹

长26厘米，宽18厘米，高27厘米

△ **携琴访友**
产地为加里曼丹

长28厘米，重74克

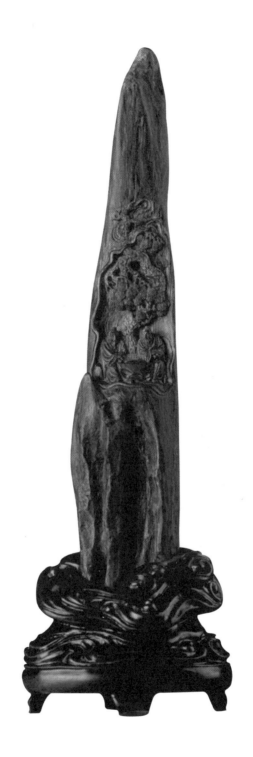

△ **对弈摆件**

产地为加里曼丹

高15厘米，重51克

　　此摆件中可见松下二高士对弈，古松参天，遒劲挺拔。二高士坐于席间，神态恬静安详，形神兼备。一场对阵，却赢得赏心悦目，表现了雕刻者的精湛雕刻技艺。

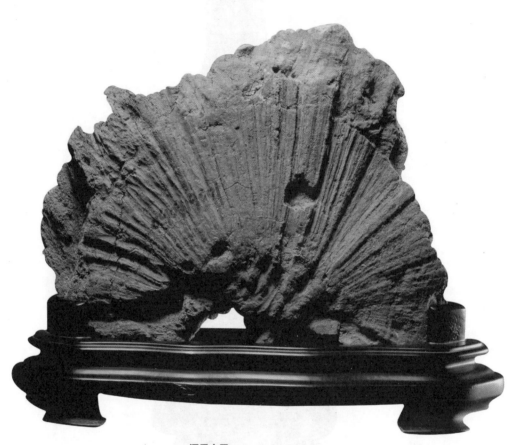

△ **沉香山子**
产地为加里曼丹
高19.5厘米，重约282.5克

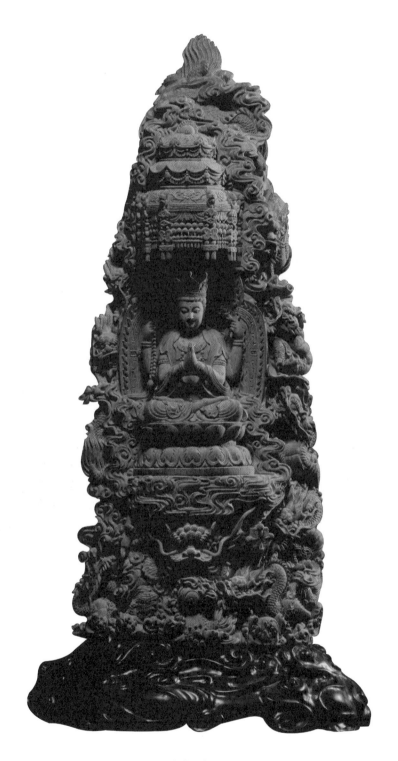

△ **沉香九龙观音**

产地为加里曼丹

高49厘米，重约1381.7克

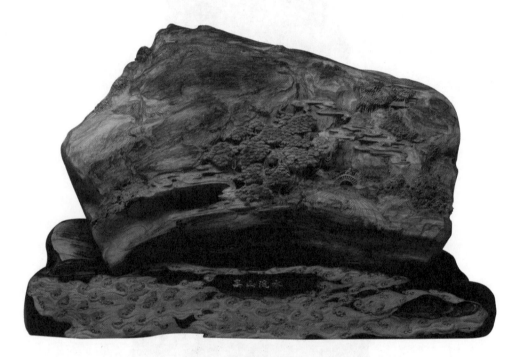

△ **高山流水摆件**
产地为加里曼丹
长50厘米，宽24厘米，高30厘米

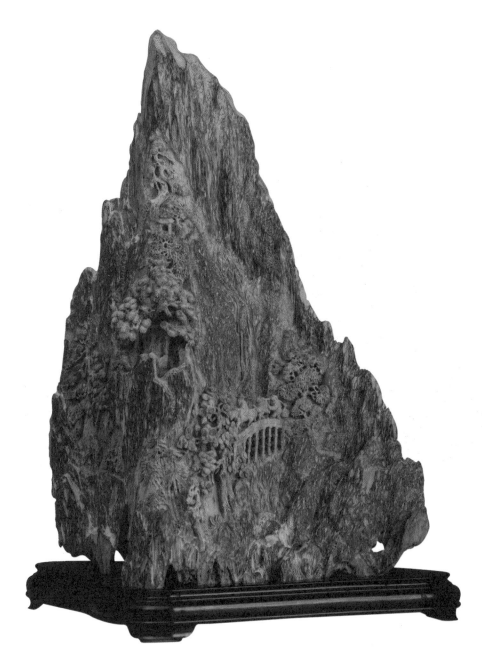

△ **溪山行旅摆件**

产地为马来西亚

长35厘米，宽20厘米，高45厘米，重约1406.6克

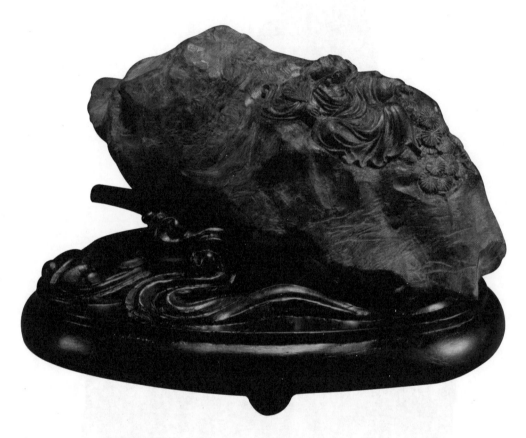

△ **坐观云起摆件**
产地为加里曼丹
重72克

　　此摆件雕刻的主题为松下高士。此高士背面卧于青松之下，宽鼻大眼，慈眉善目。高士怡然自得，沉静稳重，落落大方，给人以超脱出俗的意境。

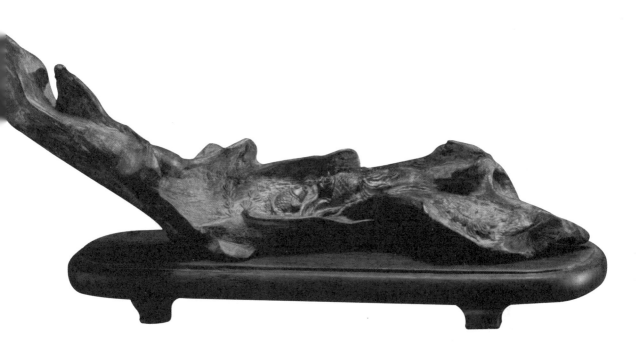

△ **沉香鱼戏摆件**
产地为加里曼丹
长24厘米，重29克

四
沉香的名称

　　长期以来，沉香在交易中因地区和文化的差异，产生了各种不同的名称。现将主要名称及种类介绍如下。

1 | 进口沉香

　　进口沉香又称蜜香、全沉香、蓬莱香、沉水香、芝兰香、燕口香、青桂香、盔沉香等，为植物沉香的含有黑色树脂的木材。进口沉香多呈圆柱形或不规则棒状，表面呈黄棕色或灰黑色；质坚硬而重，能沉于水或半沉于水；气味较浓，燃烧时会产生浓烟，香气强烈。这种沉香主要产地为印度尼西亚、马来西亚、柬埔寨、新加坡、伊朗、越南和泰国等国家。

◁ **沉香蜜蜡佛珠**
产地为印度尼西亚
108粒

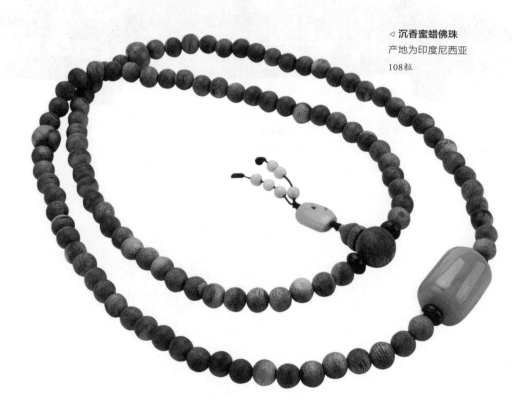

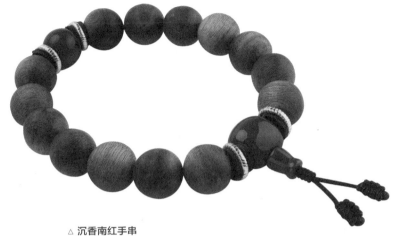

△ **沉香南红手串**
产地为印度尼西亚

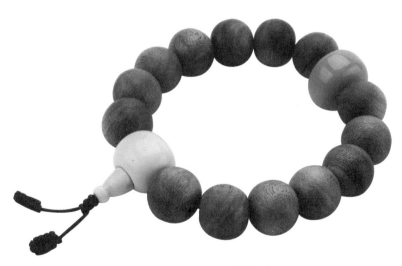

△ **沉香蜜蜡手串**
产地为越南

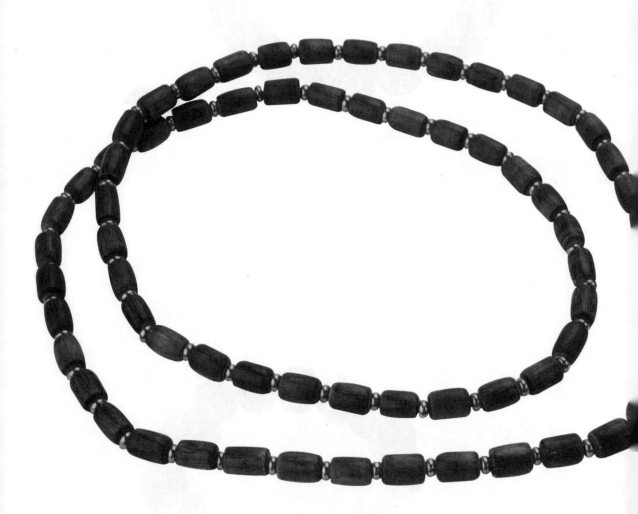

△ **沉香桶珠佛珠**
产地为印度尼西亚
108粒

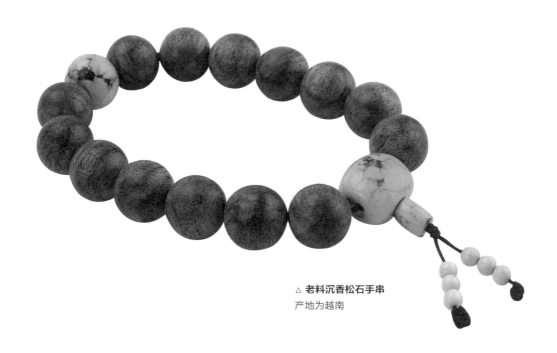

△ **老料沉香松石手串**
产地为越南

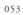

2 | 国产沉香

国产沉香又称莞香、海南沉香、女儿香、白木香、土沉香等，为植物白木香的含有黑色树脂的木材。主要产地为我国的广东和海南等地。

3 | 伽南香

伽南香也称奇楠、琪南、奇南香、伽南沉，为植物白木香或沉香近根部的含树脂量较多的木材。

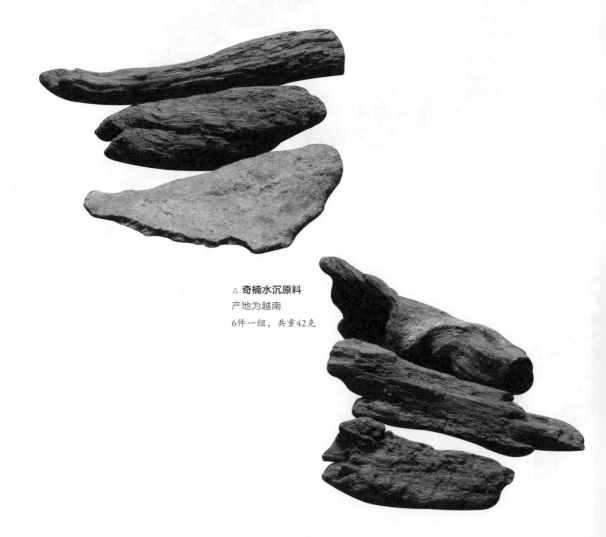

△ **奇楠水沉原料**
产地为越南
6件一组，共重42克

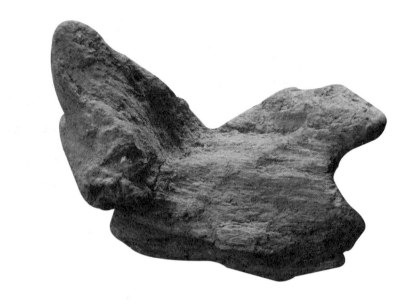

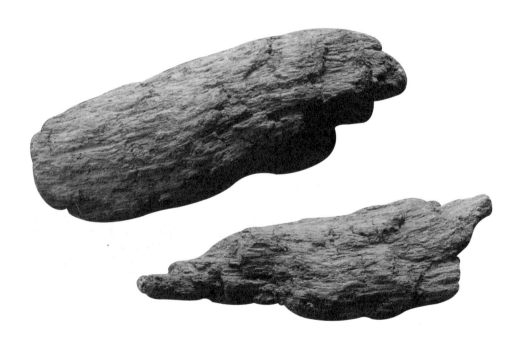

△ **奇楠水沉原料**

产地为越南

3件一组，共重50克

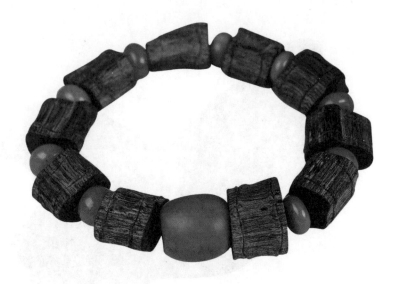

△ **奇楠手串**
绿奇楠　八分沉
每粒长约1.6厘米，重约15克

4 │ 绿油伽南香

　　收藏爱好者习惯上把外表
呈绿褐色的伽南香称为"绿油
伽南香"。

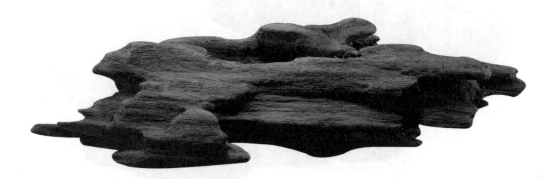

△ **绿奇楠原料**
产地为越南
高17厘米，重约79.5克

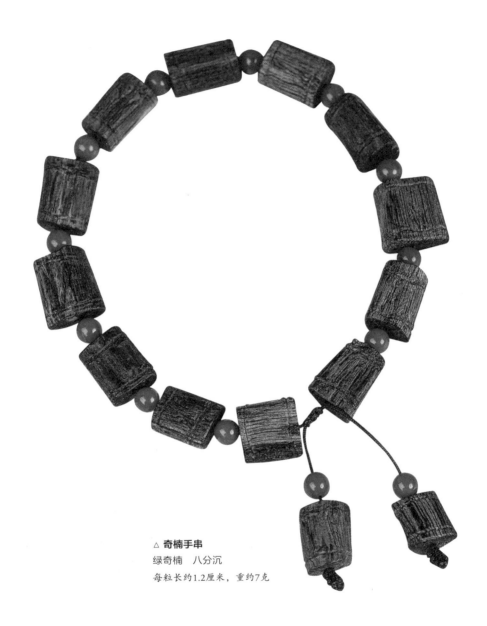

△ **奇楠手串**
绿奇楠　八分沉
每粒长约1.2厘米，重约7克

5 ｜ 紫油伽南香

收藏爱好者习惯上把外表呈紫褐色的伽南香称为"紫油伽南香"。

以上5类商品的品质评定标准：以质坚体重、含树脂多、香气浓者为佳。

五
沉香的分级

1 | 依产地的分级

　　通常情况下，同一种沉香树因为生长在不同的地方，所结沉香的香气往往会有很大的差异。收藏爱好者将沉香的这种差异分为几种情况：产自中国海南、印度、越南、泰国、柬埔寨等国家和地区的沉香品级较高，产自马来西亚的沉香属中等品，产自印度尼西亚、巴布亚新几内亚等地区的沉香属于较低的品级。

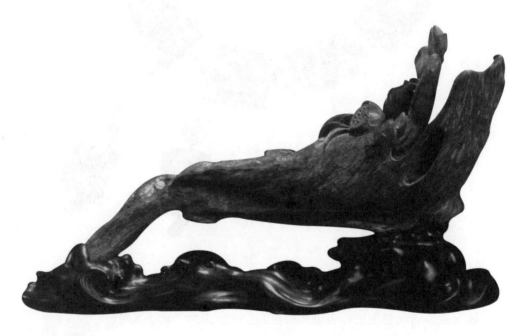

△ **荷塘清趣摆件**
产地为加里曼丹
长21厘米，宽4.8厘米，高10.5厘米，重约112克
　　此摆件取自原料的自然形态，略加雕刻，将原本不规则的形态刻画成一幅令人产生无限遐想的荷塘清趣图。通过对荷花细致入微的刻画，将池塘的蓬勃生机烘托出来，连鸟儿都想稍作停留，享受此刻的宁静。此摆件体现了雕刻者回归自然，隐逸田园的美好愿望。

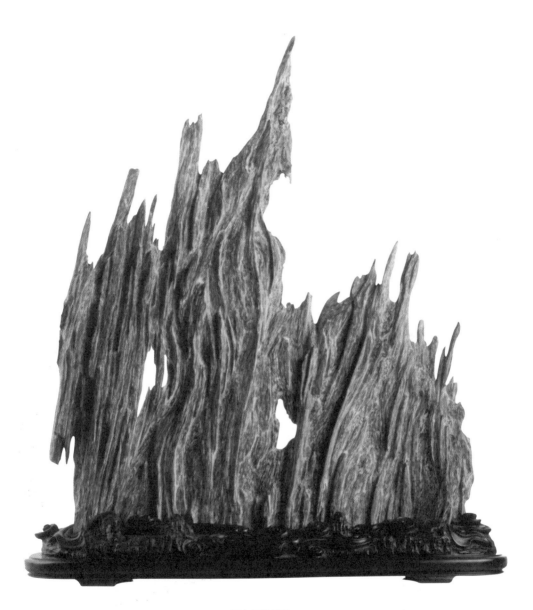

△ **江山如此多娇**
产地为越南
高63厘米

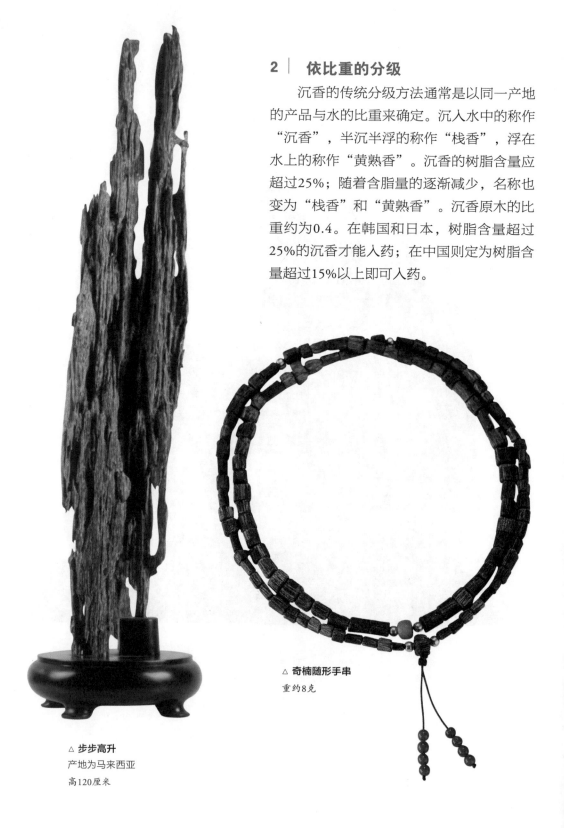

2 | 依比重的分级

　　沉香的传统分级方法通常是以同一产地的产品与水的比重来确定。沉入水中的称作"沉香"，半沉半浮的称作"栈香"，浮在水上的称作"黄熟香"。沉香的树脂含量应超过25%；随着含脂量的逐渐减少，名称也变为"栈香"和"黄熟香"。沉香原木的比重约为0.4。在韩国和日本，树脂含量超过25%的沉香才能入药；在中国则定为树脂含量超过15%以上即可入药。

△ 奇楠随形手串
重约8克

△ **步步高升**
产地为马来西亚
高120厘米

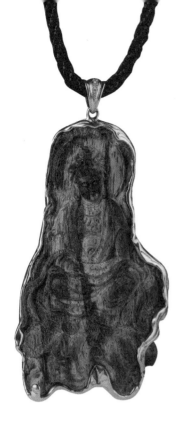

△ 奇楠自在观音挂件

重约8克

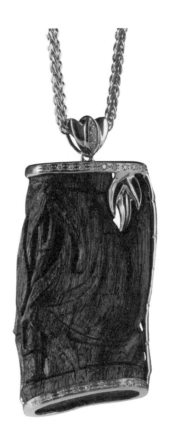

△ 奇楠节节高升挂坠

重约17克

▽ 三仙醉酒
产地为印度尼西亚达拉干
长27厘米，重约65.8克

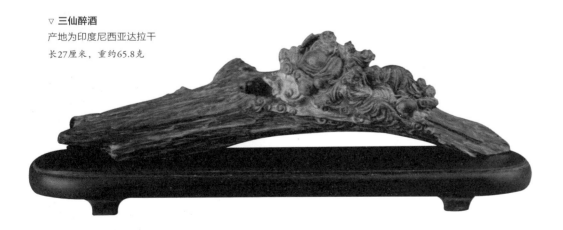

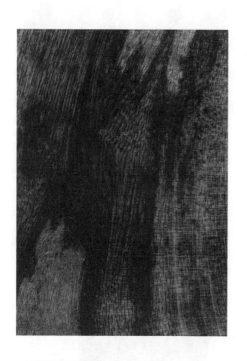

△ **奇楠平安无事挂牌**
产地为越南芽庄　白奇楠
重约29克

3 ｜ 依色泽的分级

一直以来，关于沉香的色泽分级都是众说纷纭，一般都认为沉香色黑并有光泽的为上品。据《海外逸说》记载，沉香的颜色分级有五种情况：第一级为绿色，第二级为深绿色，第三级为金黄色，第四级为黄色，第五级为黑色。级别越高，品级越高。

在普遍的认知中，都认为沉香树脂的颜色是黑色的。实际上，在树脂含量较高的沉香中，黑色则比较少见。沉香在燃烧前基本上没有什么香味，树脂含量越高，燃烧时的香味越醇香，且无辛辣和苦涩的味道。

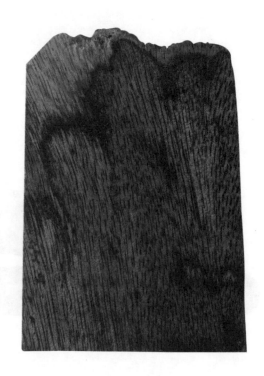

▷ **奇楠山子沉水挂牌**
白奇楠
重约18克

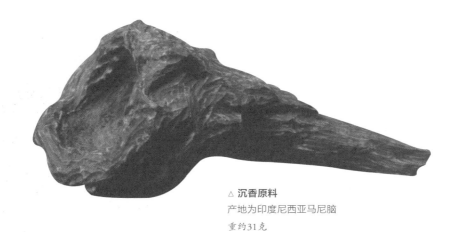

△ **沉香原料**
产地为印度尼西亚马尼脑
重约31克

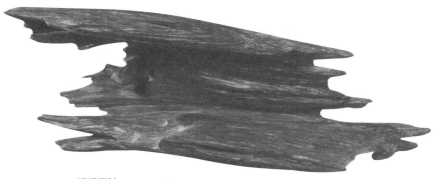

△ **沉香原料**
产地为印度尼西亚马尼脑
重约92克

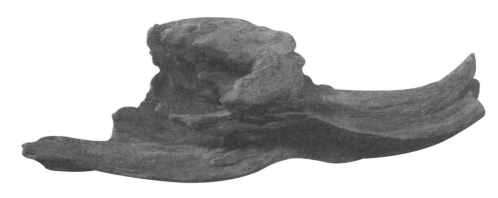

△ **沉香原料**
越南富森红土水沉
长5.7厘米，宽19厘米，高5.5厘米，重约96克

4 | 依特殊品质的分级

　　沉香收藏界依据特殊品质分级的情况是：一般的沉香质地坚硬，而另一种质量较高的沉香却质软而性糯，用刀刮取的碎屑能捏成丸，嚼之则会黏牙；其树脂含量较沉香高，量少而质优；世人常认为伽楠和奇楠品质高；伽楠香燃烧时的香味比一般的沉香要好很多，加上其稀少珍贵，在分级时通常自成一派。

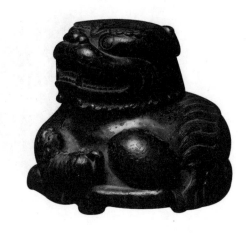

△ 沉香雕太狮少狮　清早期
高9.5厘米，重约149克

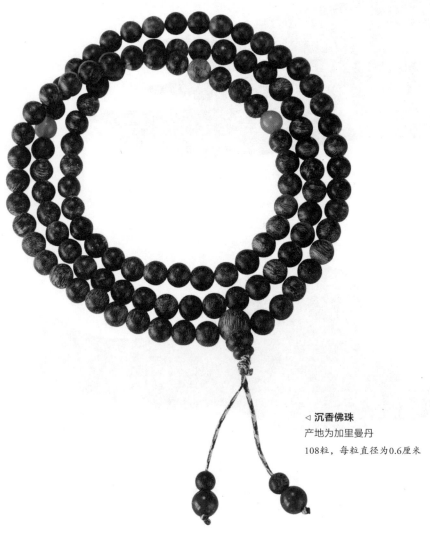

◁ 沉香佛珠
产地为加里曼丹
108粒，每粒直径为0.6厘米

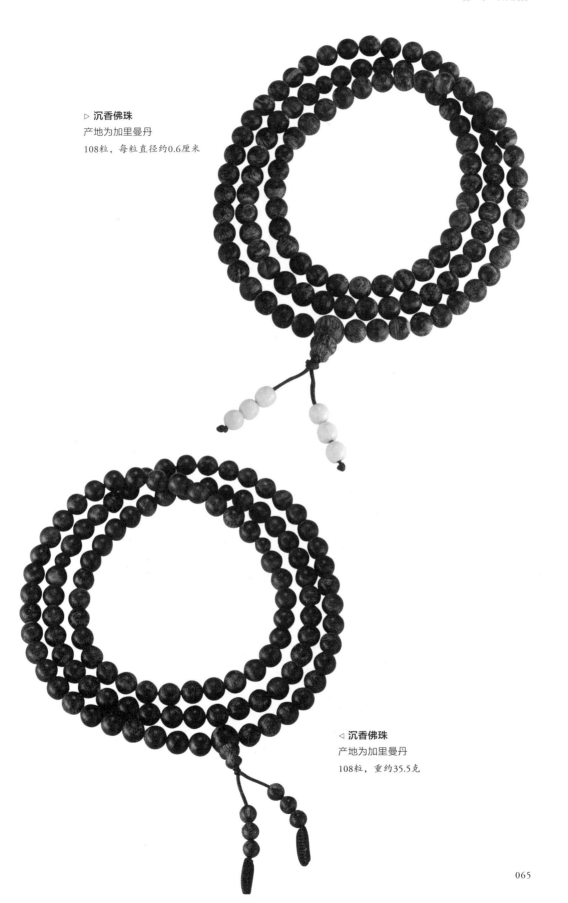

▷ **沉香佛珠**
产地为加里曼丹
108粒，每粒直径约0.6厘米

◁ **沉香佛珠**
产地为加里曼丹
108粒，重约35.5克

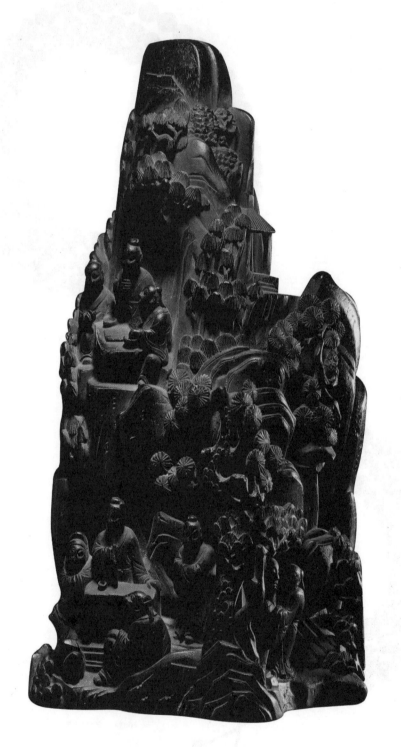

△ **沉香香山九老山子**
高31厘米，重约914.4克

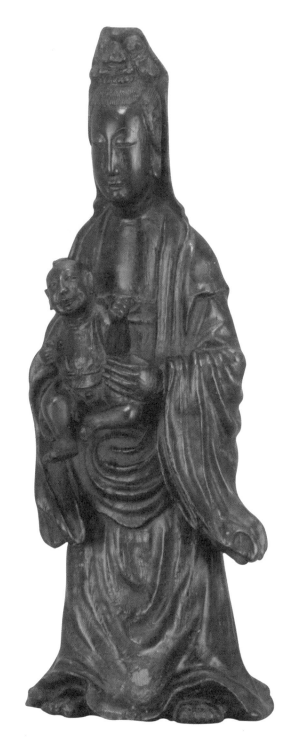

△ 沉香雕送子观音　明代

高22.4厘米，重约223克

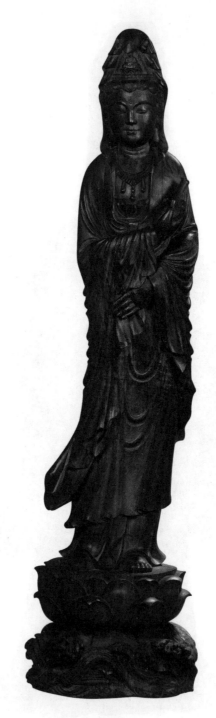

△ **沉香雕观音**

产地为加里曼丹

高73厘米，重4600克

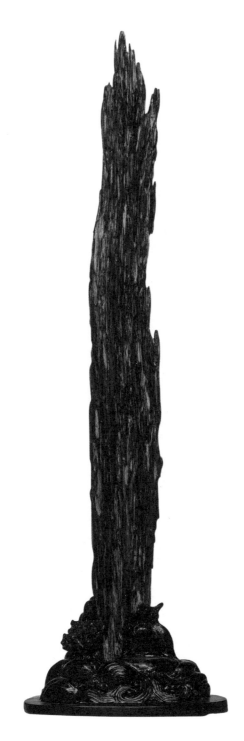

△ **沉香山子**
产地为加里曼丹

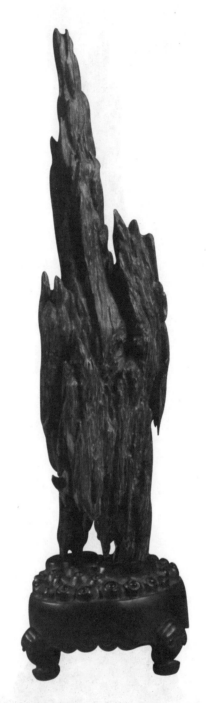

△ **沉香山子**

产地为印度尼西亚达拉干

长13厘米，宽11厘米，高52厘米，重约988克

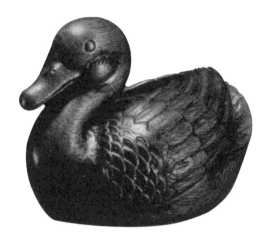

△ 沉香雕鸭形摆件　清代
长8厘米

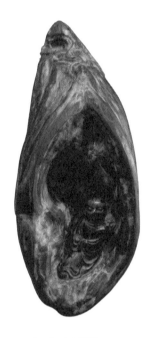

△ 莲手如意手把件
产地为加里曼丹
高11厘米，重约24.8克

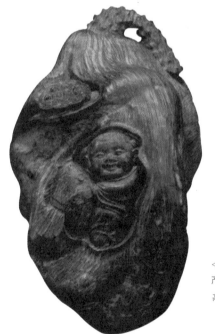

◁ 沉香雕如意孩童手把件
产地为印度尼西亚马尼脑
高7厘米，重约27.2克

六
沉香的用途

1 │ 制成香品

　　沉香是熏焚香的上等用香，非普通香可比。沉香燃烧时散发出的香味淡雅、清甜，不仅沁人心脾，且使人心平气和，起到调节人体气血运行、疏通人体气机的作用，是治疗与预防疾病的天然佳品。因此，沉香在古代也受到文人墨客和贵族士大夫的喜爱。在现代人的生活当中，也经常用沉香来娱乐休闲、净化空气、调养身心。无论是在家里、办公区、会客室，还是展览厅……只要点上沉香，一定会给人一种舒服的感受。

　　熏香适合以下几种场合。

　　（1）居家用香可以有效地改善居家环境，让房间里的每一个角落都充满芳香。在这样的环境里生活，有利于身体的健康，也有助于烘托家庭的温馨与和谐气氛。

　　（2）办公室用香可以提神醒脑，消除工作带给人的紧张感，让人能以更饱满的精神投入到工作当中。另外，熏香有助于激发人的灵感，使工作效率得以提高，轻松过好每一天。当然，如果能把这种香气与同事们一起分享，那种和乐融融的工作气氛则是再好不过的了。

　　（3）"香道"与"茶道"就像是一对孪生兄弟，都是一种深具文化蕴味的活动。古代文人把斗香、品茗等融合在一起，创造了一种丰富多彩的艺术活动。香道有助于打造优雅的环境，增添艺术气息，让人在一呼一吸之间得到心灵的净化和情感的升华。所以在茶楼里用香，会给人带来更加富有文化蕴味的情感体验。

　　（4）在会所，这样的环境里用香，会给人带来一种优雅宁静之感。在氤氲芳香中，人的内在的种种美好感情都会被激发出来，心情变得宁静，思想得到升华。

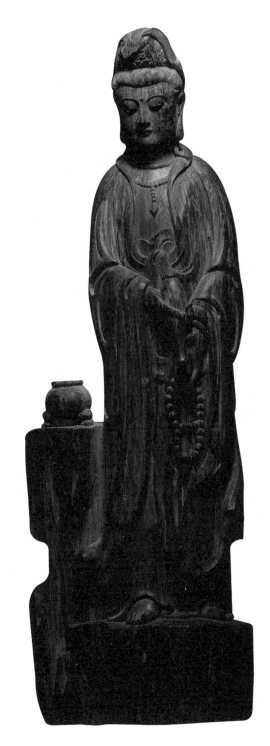

△ **沉香观音**
高31.5厘米，重约648克

▽ **奇楠珠串**

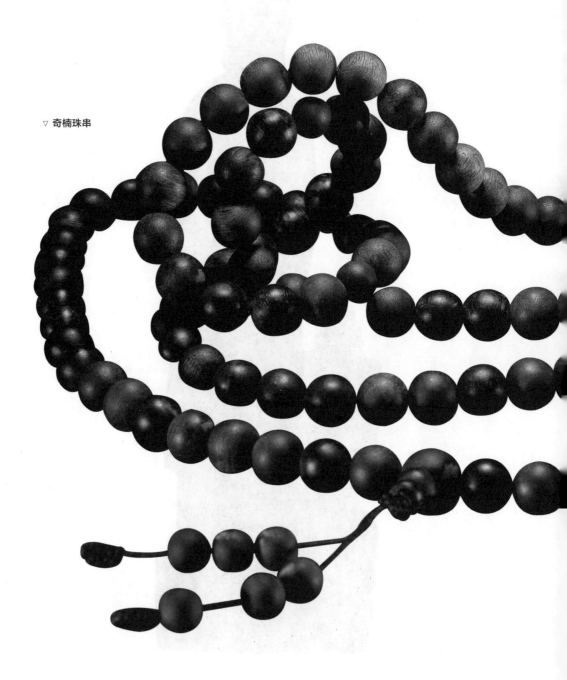

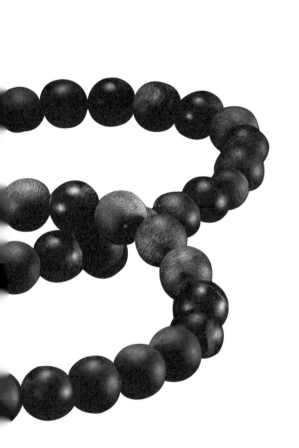

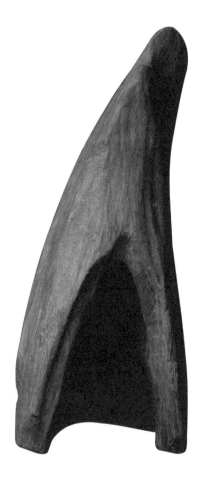

△ 沉香随形佛龛

2 | 入药

沉香的神秘不仅来自它的神奇香味，还因为它是珍贵的药材。其最重要的功效是可以平衡中枢神经，稳定情绪，理诸气，帮助行气入定，是中药材中的极品。

3 | 泡茶

近年来，沉香茶在各地悄然兴起。为了寻觅沉香茶的源头，有爱好者查阅了大量茶书，但除了零星的"香汤"记载以外，关于沉香茶的记载依然毫无头绪。

沏沉香茶时，茶室内也会焚烧沉香，香烟袅袅，飘逸醉人。沏茶时，将一小片上等的水沉放入水中煮沸，沉香在沸水中上下翻滚，水汽从壶中蒸发，很快与茶室内缭绕的沉香烟雾交汇在一起，香味越来越透，舒心怡情。每人沏上一杯沉香茶，可先端起小杯闻一闻，奇特的香气扑鼻而来，接着再啜上一口，味淡、微甜，沁人心脾。这是因为沉香中的香气释放出来，溶解于水中，所以

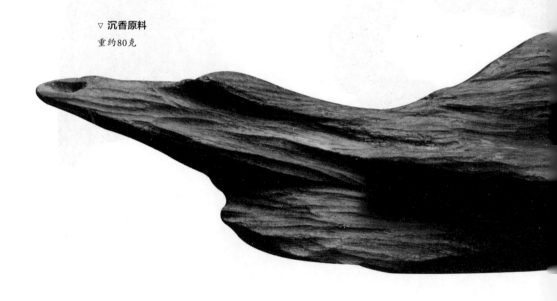

▽ **沉香原料**
重约80克

沉香茶才有这样的味感。更为奇特的是，那一块小小的沉香，可在壶中煮上近百次，香味依然不减，口味也不会改变。煮上百次以后，可将沉香拿出来晾干，数月以后，它仍然能滋生出许多香脂；如果再次放入壶中煮沸，香气依然如故。

4 ｜ 提炼精油

沉香木中的精华可以蒸馏提取后提炼成"沉香精油"，是沉香的精华所在。

5 ｜ 制成手串或雕像

用沉香作为原料制作的手串已被越来越多的收藏爱好者购买和收藏。用沉香制成的雕像包含多种题材（如观音、佛等），且均为大型雕像。

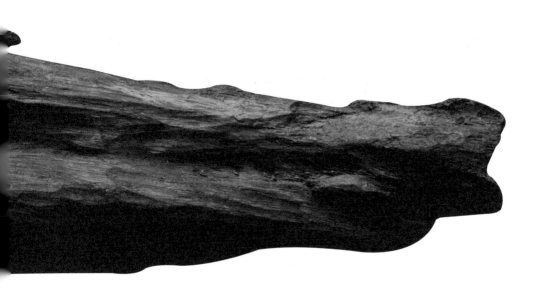

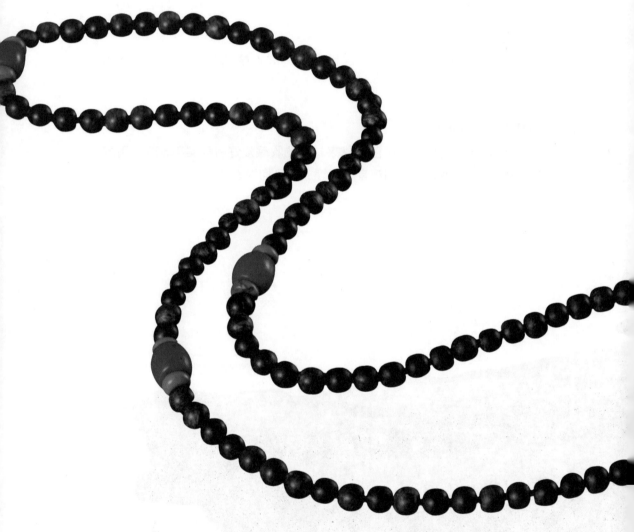

△ **沉香佛珠**
产地为印度尼西亚达拉干
108粒，直径0.8厘米

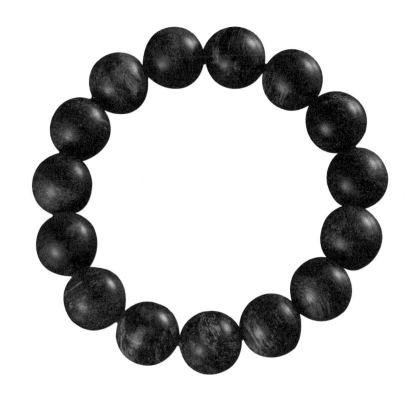

△ **沉香手串**
15粒，每粒直径1.4厘米

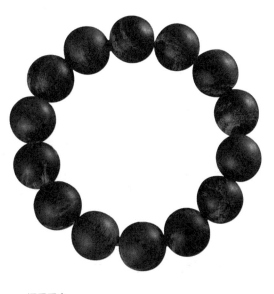

△ **沉香手串**
14粒，每粒直径1.6厘米

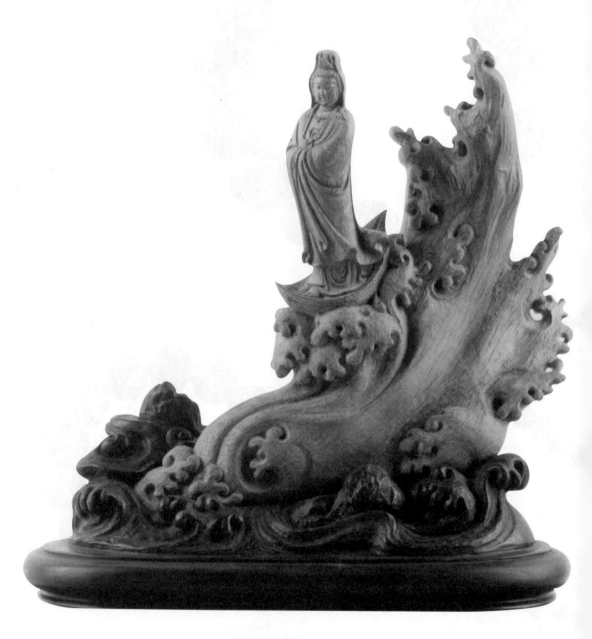

△ **渡海荷叶观音**
产地为印度尼西亚马尼脑
长65厘米，宽20厘米，高50厘米

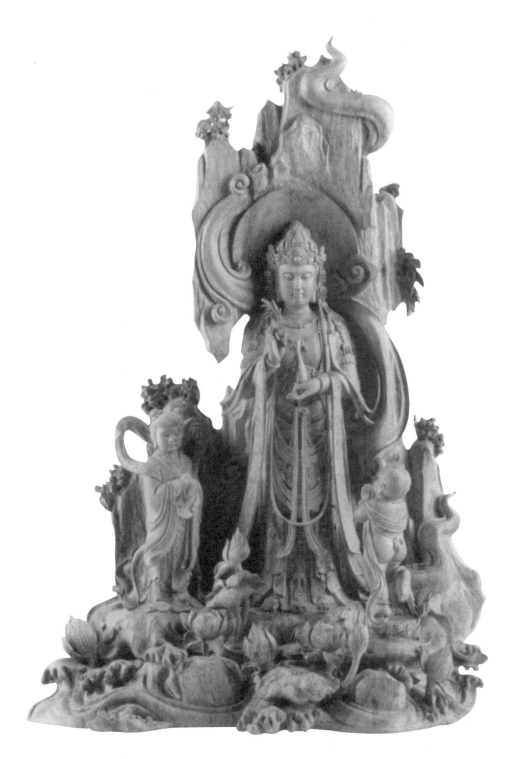

△ **净瓶观音**

产地为印度尼西亚

长78厘米，宽23厘米，高96厘米

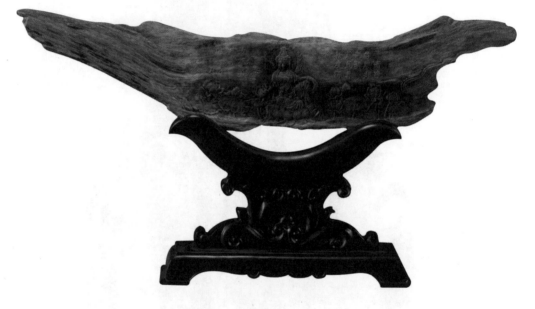

△ **莲花观音**
产地为越南红土
长59厘米，重128克

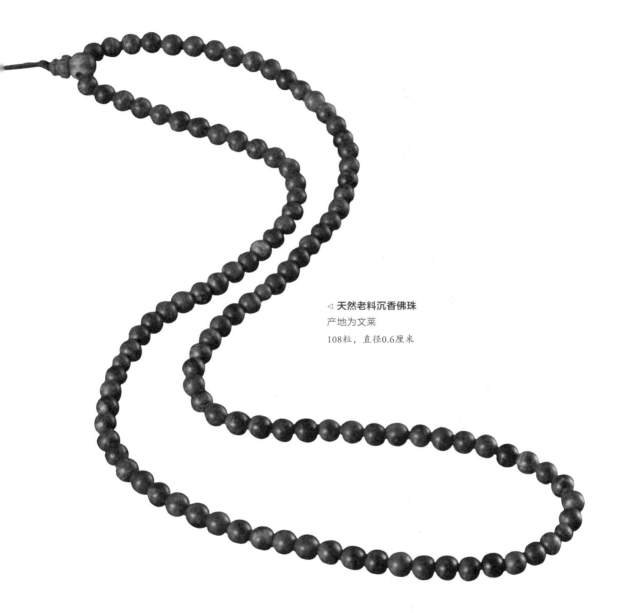

◁ **天然老料沉香佛珠**

产地为文莱

108粒，直径0.6厘米

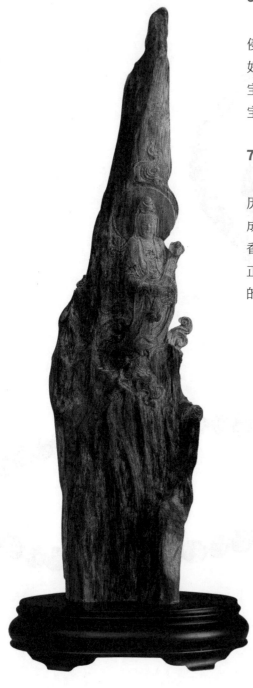

6 | 供养与镇宅

沉香，世上珍宝。历经百年风雨等侵蚀，才形成其浑然天成的曼妙风姿。好的沉香木可遇不可求，是珍贵难得之宝，因此人们把它视为供养、镇宅的宝物。

7 | 收藏

沉香树因病变而开始结香后，会经历漫长的生长期，一块优质的沉香的形成则需要数十年甚至上百年。因此，沉香的产量极少，而市场需求却非常大，正因为它的珍贵稀有，使得它具有很高的收藏价值。

◁ **自在观音**
产地为加里曼丹
长10厘米，宽9厘米，高31厘米

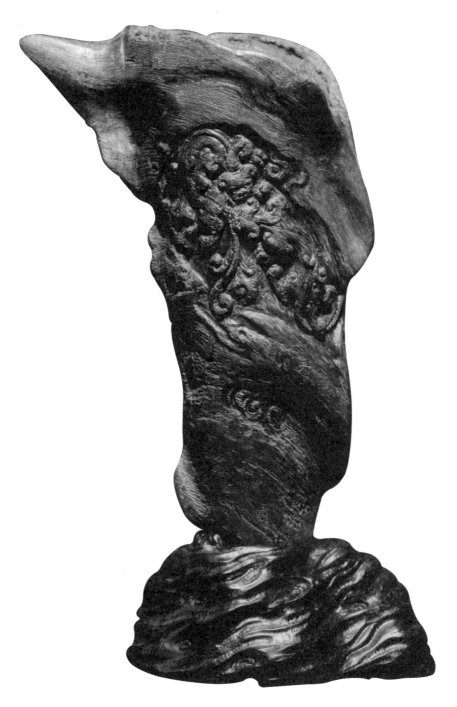

△ **沉香螭龙杯**
产地为加布拉
长7厘米，宽5厘米，高13厘米，重约62.9克

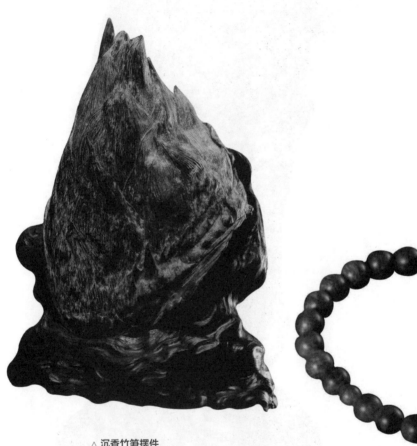

△ **沉香竹笋摆件**
产地为加里曼丹　沉水
高15.5厘米，重约68.7克

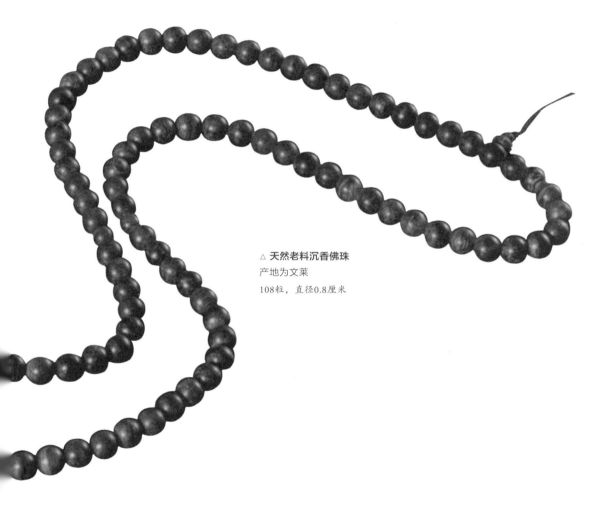

△ **天然老料沉香佛珠**

产地为文莱

108粒，直径0.8厘米

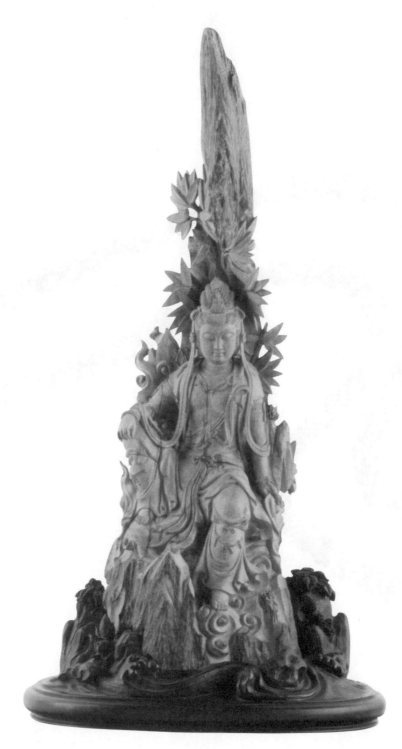

△ **竹林观音**

产地为印度尼西亚达拉干

长23厘米，宽15厘米，高43厘米

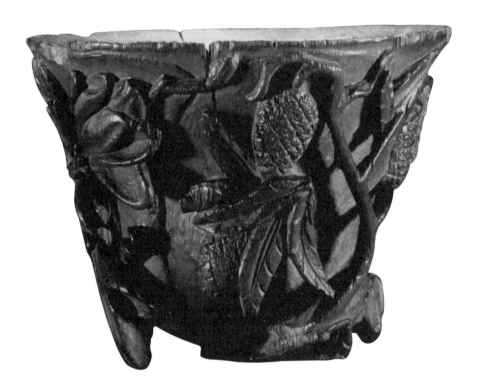

△ **沉香雕花卉纹杯　明代**

高10厘米

　　此杯以沉香木雕刻而成，黑褐色，包浆厚重。外壁以缠枝花卉纹为主题纹饰，枝叶蔓延相连，生机盎然；杯底浮雕自然翻转的枝叶，自下而上铺陈上涌，似将角杯托起，十分巧妙。细观器壁所刻纹饰，筋脉毕现，舒展自然，颇为生动传神。整器造型端庄浑朴，题材内容清新朴素，使人观之韵味无穷。该杯结合了镂刻和浮雕的技法，雕工精湛娴熟，刀工流利，使人持杯爱不释手。

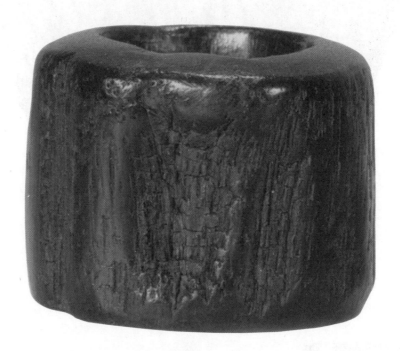

△ **沉香雕扳指　清代**
直径3.5厘米

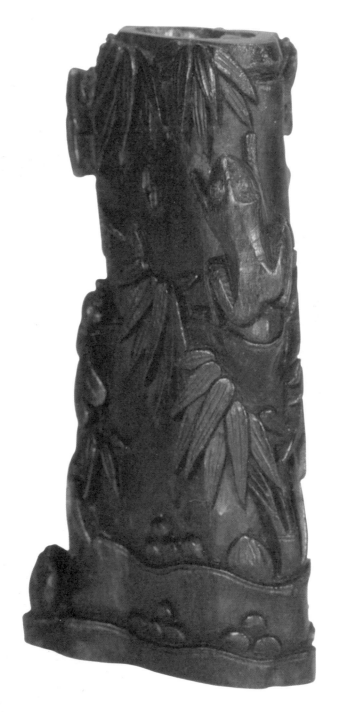

△ 沉香雕竹节蛙纹香插　清代
高7.6厘米

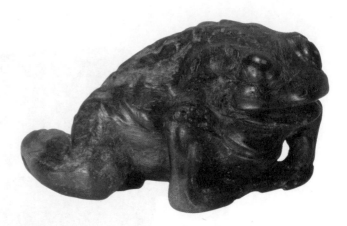

△ 沉香雕蟾蜍 清代
长10厘米

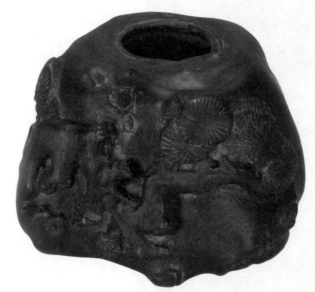

◁ 沉香雕竹节水盂 清代
高4.6厘米

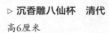

▷ 沉香雕八仙杯 清代
高6厘米

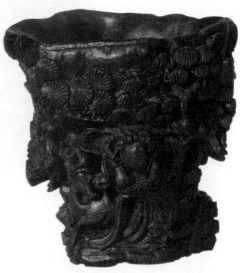

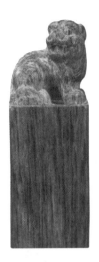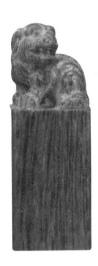

△ 狻猊对章

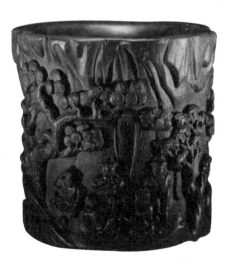

△ 沉香雕渔家乐笔筒　清代

高16厘米

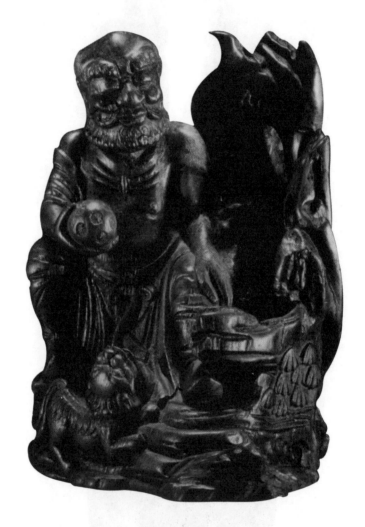

△ **沉香雕笑狮罗汉　清代**
高25厘米

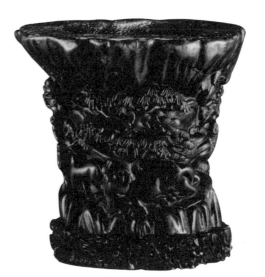

▷ 沉香雕鹤鹿同春笔筒　清代
高14.5厘米

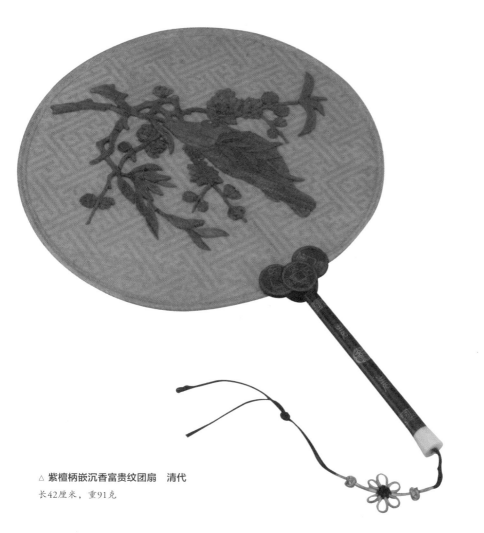

△ 紫檀柄嵌沉香富贵纹团扇　清代
长42厘米，重91克

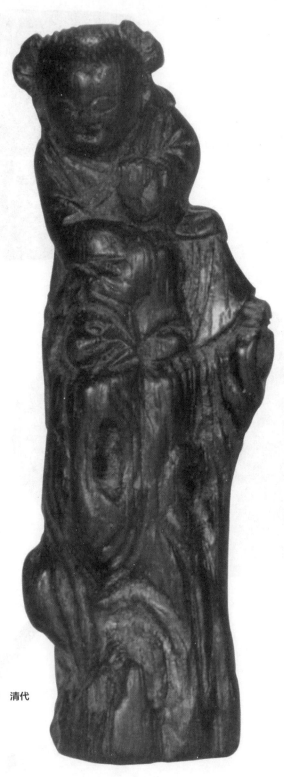

▷ **沉香雕刘海戏金蟾握手　清代**
高8厘米

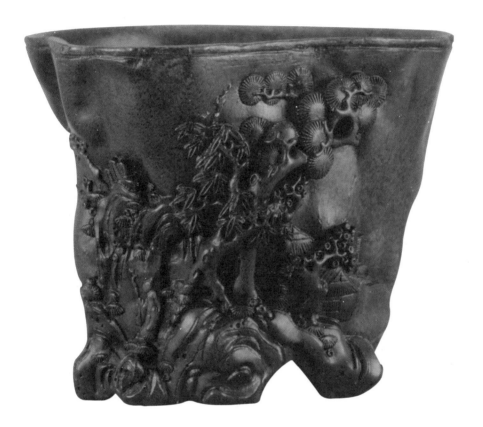

△ **沉香雕松山访友纹杯　清早期**

直径9.4厘米，重134.9克

　　此杯身环刻山水图景，苍松翠柏依山而生，茂林修竹间有人家隐匿于其中。此杯木质纹理清晰，雕刻工艺精湛，将小桥流水人家的惬意之情表现得生动逼真。

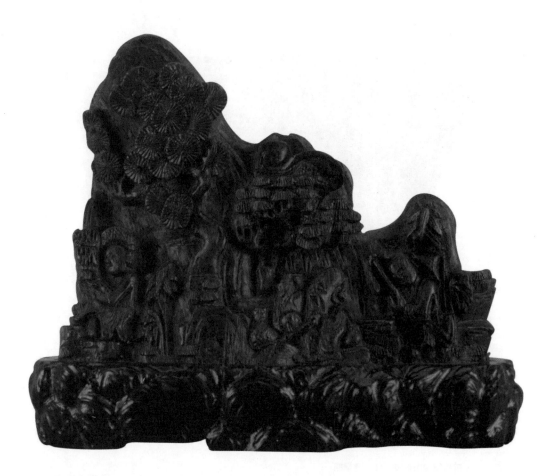

△ **沉香雕灵童献寿纹笔架　清早期**

长12.3厘米，重116克

　　此笔架由沉香木整雕而成，木质优良，纹理清晰，使用浮雕工艺，依形就势雕制人物山水图。苍松翠柏，碧波荡漾，有老翁立竿垂钓江上，旁有两个小童相侍，好不惬意。此景意境悠远，古香古色，纹饰典雅，富有情趣。

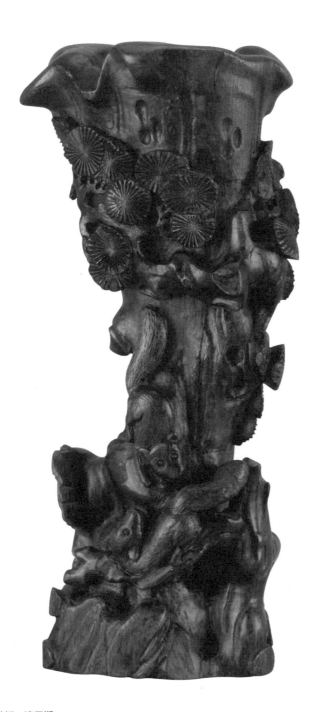

△ 沉香雕松鼠纹花插　清早期

高17厘米，重209克

　　此花插为敞口，取材上等沉香木，质地坚实，香气芳郁，色泽沉着。器如老根状，口微外撇，古松虬枝伸展，松枝盎然，两只松鼠跳跃其间，一静一动，活灵活现。匠师运刀如笔，挥洒自如，宛若天成，古拙而具奇趣，彰显深厚功底。此器之精涵气韵，余韵悠远，不可多得。

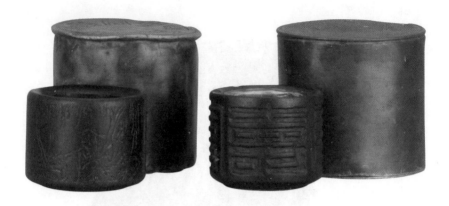

△ **戴春林制香料雕扳指（一对）　清早期**

直径3.4厘米、3.3厘米，重33克

　　此对扳指采用上乘香料制成，丝丝清晰，天然而成，色如深褐，质如炭化。造型素净美妙。其表面一刻诗文，一刻"寿"字纹。

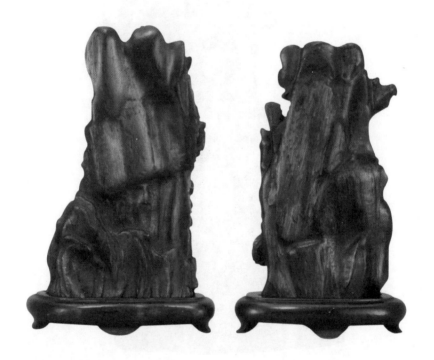

△ **沉香雕松鹤延年纹山子（一对）　清早期**

长9厘米，宽8.3厘米，高2厘米，重73克

　　此山子以上等沉香木制成，质地细密，光泽可人。正面高浮雕，山石陡峭，松树破石而出，松针茂密，下匍匐一只梅花鹿，仰首望天，旁有仙鹤，曲项向后，整理羽毛，背面则为繁茂松枝。古人将长寿看作无上福分，把自然界中长寿之物装饰器物之上，用来表达美好愿望。此山子上的松、鹿、鹤均为寄托长生寓意的题材，合而为一，是为松鹤延年，鹤鹿同春。整器材质精良，雕刻细腻，成对保存。

▷ **沉香浮雕龙纹带钩　清中期**

长10.3厘米，重20克

　　此带钩由沉香整料所制，圆钮、带钩上浮雕龙纹，气势雄伟。龙是我国古代传说中的灵异神物，是万兽之首。此带钩品相端正，尽显雍容华贵之气。

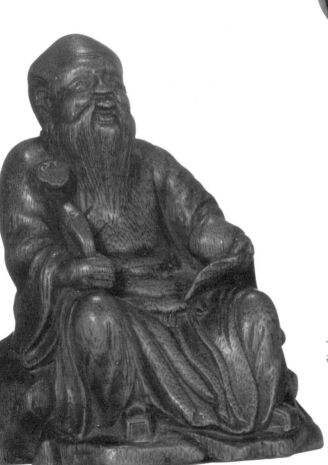

◁ **沉香雕寿星坐像　清中期**

高10厘米

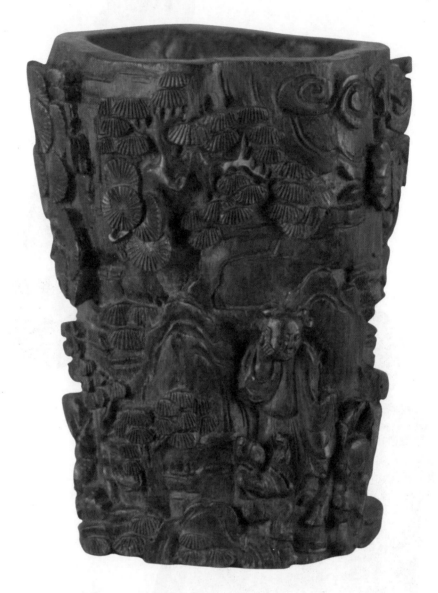

△ **沉香雕松山童趣纹杯　清中期**

高12.2厘米，重186克

　　此杯为沉香木整料所制，木质优良，杯身高浮雕山水人物图案。清风浮树，苍松翠柏，在茂密的山林之间，有妇人携孩童嬉戏，画面生动形象地展示了大隐于山林同生活的惬意。此杯质地上乘，雕工精致，纹理清晰，古香古色。

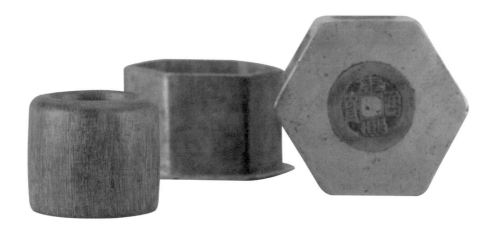

△ **沉香雕扳指** **清中期**

直径3.4厘米，重16克

此扳指乃是由沉香木雕制。通身纹理清晰，打磨光滑，另附有镂空六棱扳指盒，盒盖上方镶嵌仿圆形方孔钱的行制图案刻有"康熙通宝"字样。此器质地优良，造型典雅。

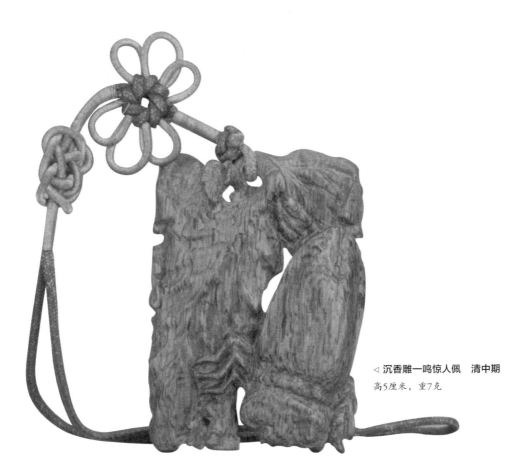

◁ **沉香雕一鸣惊人佩** **清中期**

高5厘米，重7克

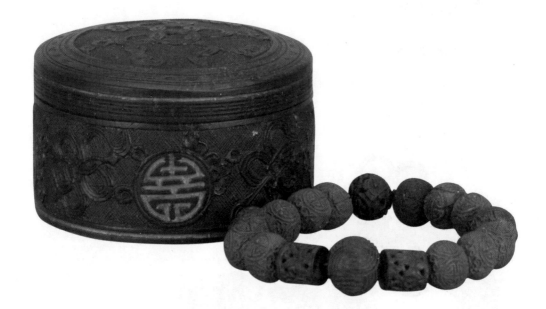

△ **沉香念珠配椰壳寿纹盒　清乾隆**

重约12克

　　此沉香手串造型精巧，形态各异，古朴雅致；配有椰壳寿纹盒，雕刻精美。二者相得益彰，整器刻工流畅，用料考究。

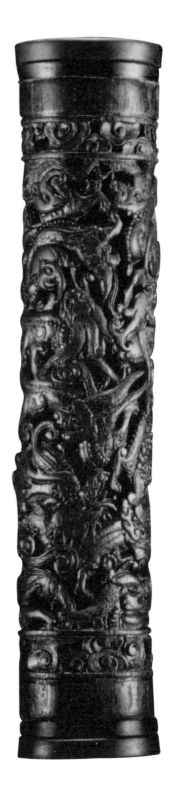

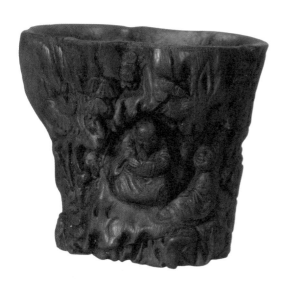

△ 沉香雕花卉人物笔筒　明晚期
高12.5厘米

▷ **沉香雕龙凤纹香筒　清代**

高25厘米

　　此沉香雕龙凤纹香筒在图案的构成上，非常注重连用疏密、繁简、深浅、动静的对比，也注意运用大小的对比，刻画的对象主次分明，形象生动。雕刻上，刀法精绝，圆雕、浮雕兼配，多种雕刻技法融为一体，纹饰细密精美，线条流畅而整体感强。设计巧妙，造型新颖，既有古韵，又不落俗套，图案纹饰既表现得非常活泼生动，又与吉祥寓意相连。

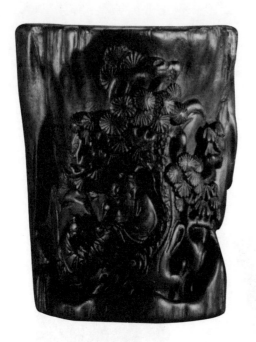

◁ **沉香雕张良提鞋笔筒　清代**
高12.5厘米

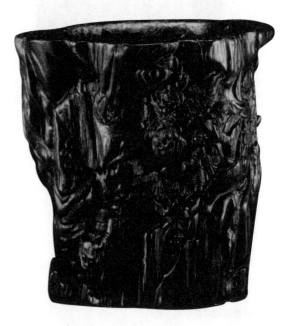

△ **沉香雕降龙伏虎罗汉笔筒　清代**
高16厘米

　　此沉香雕降龙伏虎罗汉笔筒，匠师在雕刻的处理
上，依形而雕，运刀流畅犀利，衣带飘逸极富动感，罗
汉神形并茂，极见匠师功力；选用上等沉香木为材，香
意古朴；取佛教"降龙伏虎罗汉"故事，主题突出；充
分展现匠师的深厚底蕴，极为难得。

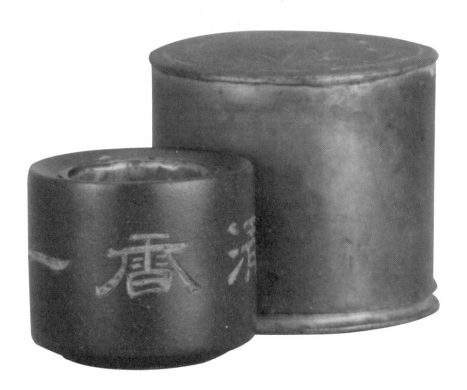

△ **沉香雕一指清香扳指　清代**

直径3.5厘米，重22克

　　此扳指以银为胆，外壁一面填金刻"一指清香"，古朴雅致。此器用料考究，形制规整，研磨精细，工艺新颖，是一件可遇不可求的收藏佳器。

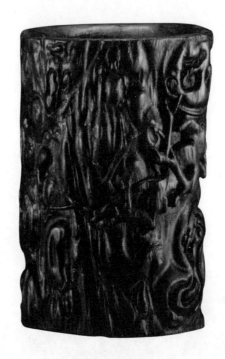

△ **沉香雕树瘤笔筒　清代**
高12.6厘米

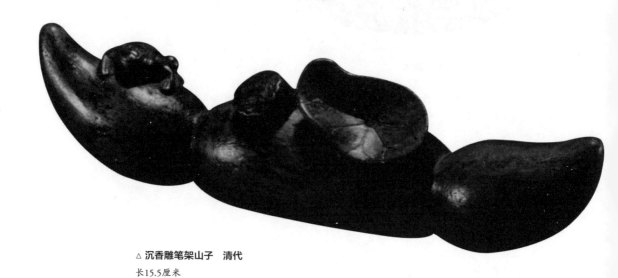

△ **沉香雕笔架山子　清代**
长15.5厘米

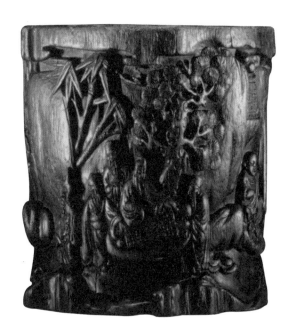

◁ **沉香雕对弈笔筒　清代**

高12.2厘米

　　此笔筒采用浮雕透雕技法而成，筒状。筒身通景式构图，山石矗立其中，丛竹繁茂。松木森然，郁郁葱葱，中部豁然开朗，一处平地上有天然石桌一块。长须老者相对而坐，全神对弈，神态怡然。不远处一童子前来服侍。此笔筒刀法娴熟老练，艺术风格与明末竹刻作品相承继，镂刻处或深挖直削，或层层相继，立体感十足，神游其间如徜徉书画之中，艺术水准高超，实为上佳的沉香木刻美品。

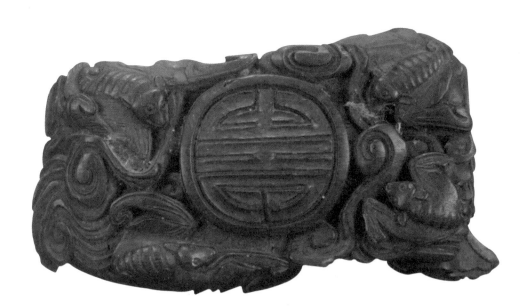

△ **沉香雕福寿纹墨床　清乾隆**

长9厘米，重51克

　　墨床用整料制成。两端分别向下卷曲呈条案式。器面正中浮雕圜寿纹，四周雕数只蝙蝠紧簇，造型别致，寓意"多福多寿"。整器淡雅宜人。

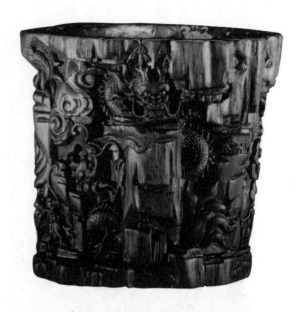

△ **沉香雕云龙纹笔筒　清代**
高18厘米

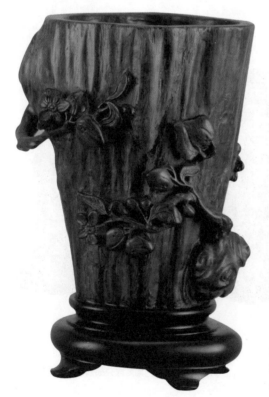

◁ **沉香雕瓜果纹杯　清中期**
高10厘米，重约185克

　　此杯为敞口，沉香木所制。木质精良，有清晰的纹理。器身周围浮雕瓜果，果实圆润，枝叶繁茂。其下还附有木质底座。精湛的雕工和优良的木质使该器成为文人收藏的精品。

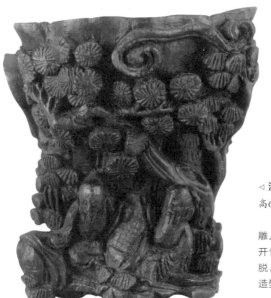

◁ **沉香雕松高士纹杯 清中期**

高6.4厘米，重约50克

　　此杯为敞口，用上等沉香木，依形就势高浮雕人物纹饰。白云浮动，葳蕤的松柏之下，几人开怀畅饮，相谈甚欢，人物表情丰富，动作洒脱，可见雕工高超。此杯质地优良，木纹清晰，造型典雅古朴，纹饰精致。

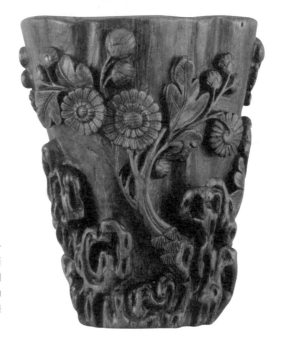

▷ **沉香雕菊石纹杯 清中期**

高8.2厘米，重约76克

　　此杯为沉香整木所制。敞口斜腹，因材料贵重，故而整体大部分根据材料凹凸随形而作，以傲霜挺立的菊花为主题。浮雕上菊花相互穿插，争奇斗艳，周围有碧草相衬，瓣蕊幼嫩，显现出一派生机勃勃之景。此杯雕工精湛，香气氤氲，包浆亮丽。

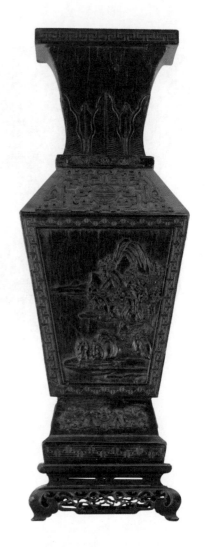

△ **沉香雕松下品茗纹杯　清中期**

高5.6厘米，重58克

　　杯身用沉香木雕刻而成，配银
杯心。器表浮雕饰高士于松下品
茗，一童子坐于身侧，山峦起伏，
连绵深远。苍松茂盛，人物闲适，
图景意境空灵幽静。

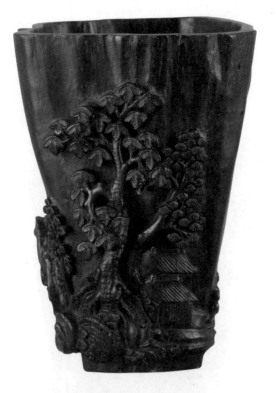

△ **沉香雕携琴访友纹杯　清中期**

高13厘米，重125克

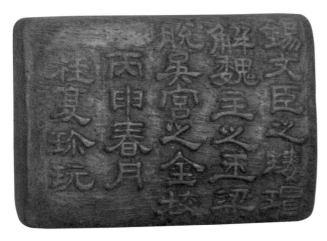

◁ **沉香雕诗文带板　清中期**
长6.5厘米，重28克
　　此带板取一段沉香木雕制，呈长方形。带板上刻有诗文，字体规整。此器雕刻刀法犀利婉转，流畅有力，风格清新雅致，不愧为一件珍贵罕有的精品。

8 ｜ 美容

在美容品中，沉香占有重要的地位，它是各种高级香料和美容品的香味固定剂。沉香可使皮肤润泽、舒适，只需极微量的沉香香精，就可使香水和脂粉的味道保持得更持久。

9 ｜ 环保

沉香树为深根系树种，是最好的水土保护者。同时，沉香树常青，会散发出独特淡雅的香味，置身于沉香树林中香气四溢令人身心舒畅，因此沉香树林是适合游憩的好场所。沉香树还有神奇的特性是驱虫而不杀虫，不会排斥其他植物物种，可与周边植物共生共荣，从而真正的有益生态维护，净化空气，美化环境。城市街道两旁、办公楼周围、居住小区、庭院绿化，甚至阳台盆栽都可以种植沉香树。

10 ｜ 其他用途

除了药用，沉香保健品、日用品的开发也越来越多，如沉香空气清新剂、沉香防晒霜、沉香牙膏、香皂及洗发精等。有时候，更被用来泡酒，以增加酒的香气。另外，沉香的木材和树根都可用来制作高级线香。沉香树的树皮色白质细，纤维柔韧，自古以来便是制造高级纸张的原料，用沉香树做原料制成的纸统称蜜香纸、香皮纸。沉香树果实可以榨油或提取香精，以制作化妆品或者香油，沉香树叶子则可以用来制茶，总之，用途广泛。

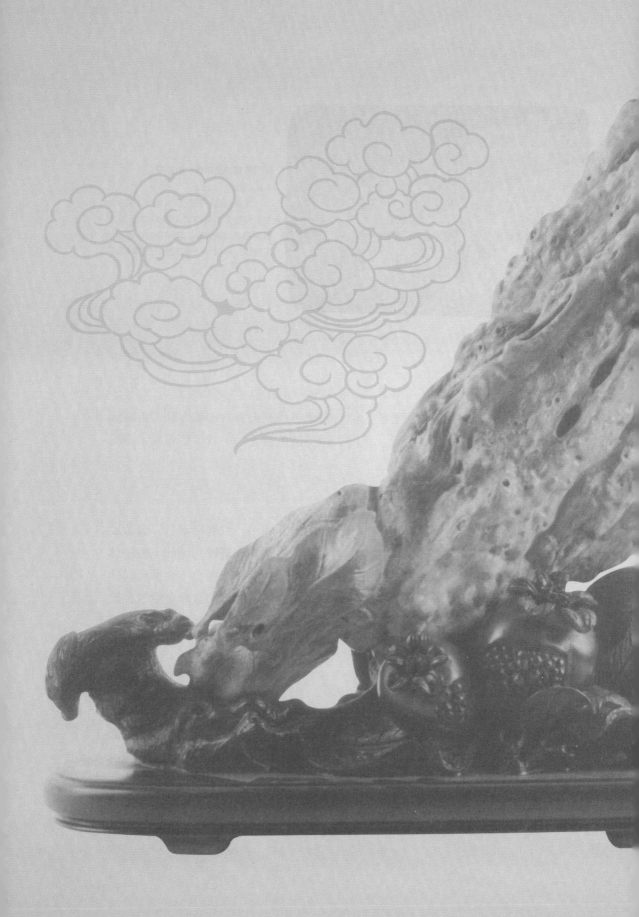

第二章

沉香的分类

　　沉香的分类，依据不同的分类方法和标准，可以将沉香分成很多种类，每个类别都有独有的显著特点，对于各个级别的沉香收藏爱好者来说都适用。下面着重介绍几种在沉香收藏界比较常见的分类。

一
按结香状态分类

1 │ 生结沉香

　　从正在生长的沉香树中采挖出来的沉香叫作生结沉香。通常情况下，沉香树在野生状态下生长的速度要比人工种植缓慢得多，树龄必须超过30年才具备产生优质沉香的条件。大多原因是外力受伤后（如幼树树枝被风刮断或动物破坏折断），随着树龄的增长，伤口和断面有时会被树皮包裹起来，这时，树脂会逐渐聚集在伤口和断面周围。一些被香农采香后所留下的伤口，树木也会分泌树脂来修复，树脂堆积的越多，形成的年代越久，沉香的品质就越高。刚从沉香树中取出的活树沉香（生结），味道清凉香甜，很多有花和水果的香味，但水分的含量很大。这就是有的沉香收藏者在产地买的是"落水沉"，而存放并干燥一段时间后有很多不是"落水沉"的原因。

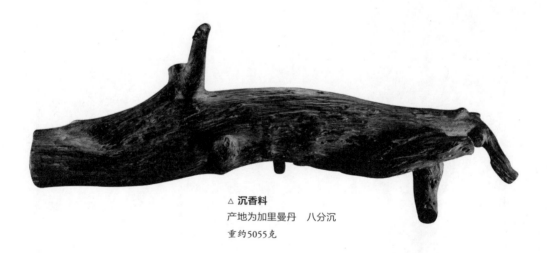

△ **沉香料**
产地为加里曼丹　八分沉
重约5055克

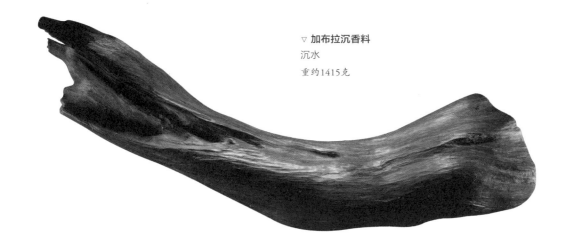

▽ **加布拉沉香料**
沉水
重约1415克

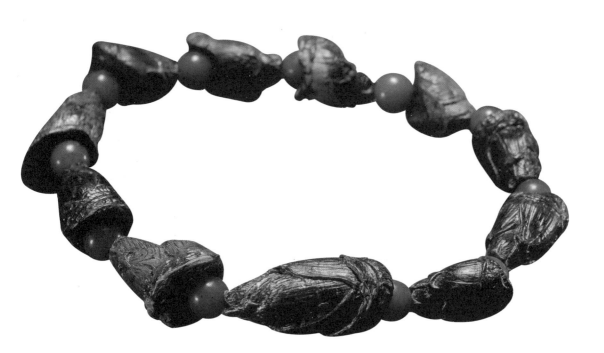

△ **沉香节节高手珠串**
产地为加里曼丹　沉水
11粒，重约10.4克

2 | 土沉香

土沉香是指所有从土壤里采挖出来的沉香。白木香树因地震、山体滑坡、泥石流等外力因素而被掩埋于地下，历经数百年甚至上千年后被香农采挖出来的沉香，被收藏爱好者称作"土沉"。值得注意的是，沉香收藏爱好者在产地购买土沉香时也要注意土沉香的水分含量不应过高，因为这种沉香存放时间久了，会因干燥而减轻重量，所以，收藏投资者在购买此类沉香时一定要购买干货。

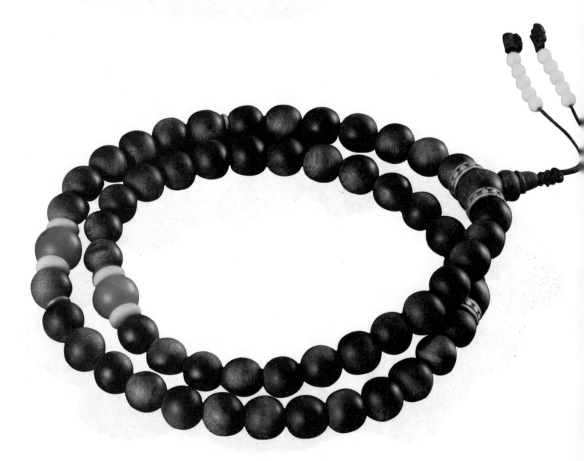

△ **手持珠**
产地为越南　土沉
54粒，直径1.2厘米

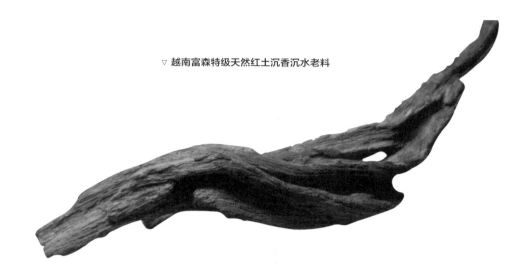

▽ 越南富森特级天然红土沉香沉水老料

3 | 熟结沉香

从已枯萎的沉香树中所采集到的沉香叫作熟结沉香。在自然界中，经常会出现此种的情况：已结香的白木香树，由于受自身树龄老化及山洪暴发、山体滑坡、台风、地震、雷电等外力因素而倒伏或半伏于地面，经长时间的风吹日晒、雨淋虫蛀等各种侵蚀下，白木香树不含树脂的部分会被分解腐烂，而含油脂的部分则得以保存下来。正如李时珍在《本草纲目》中记载的"其积年老木根，经年其外皮俱朽烂，木心与枝节不坏，坚黑沉水者，即沉香也"。

4 | 奇楠香

奇楠香是受多种微生物和昆虫的侵蚀后，所产生的沉香有香气的变化而得名。奇楠香是沉香中的一个特殊品种。奇楠香和普通沉香的成因大致一样，但二者的形状特征却有很大差异，因此，习惯上将奇楠香单独列成一类，列为沉香中的上品。

奇楠香与沉香相比，有很多不同之处。奇楠香没有沉香的密度大，上等沉香入水则沉，而上等奇楠香入水却呈半沉半浮状。奇楠香的质地则较为柔软，并有黏韧性，甚至削下的碎片还能团成香珠，而沉香大多数质地坚硬。在显微镜下观察可发现，奇楠香的油腺十分明显，而沉香中的油脂腺是聚集在一起的。奇楠香的香气也更为甘甜、清凉、浓郁。不燃烧时，奇楠香也能散发出清凉、香甜的气味，而多数沉香几乎没有香味；点燃时，奇楠的头香、本香和尾香都会有较为明显的变化，而沉香的香味却很稳定。

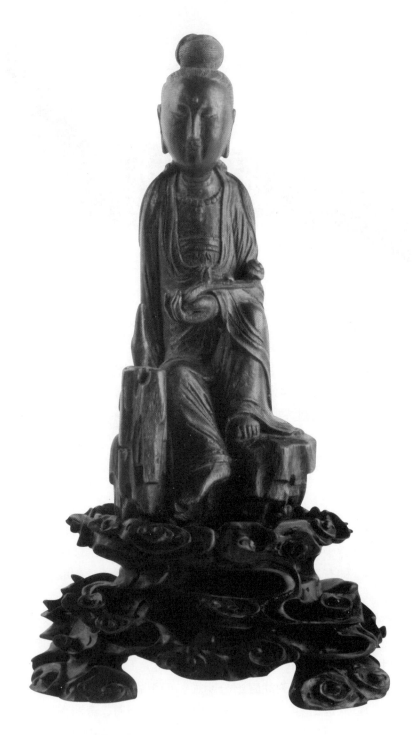

△ **奇楠沉香观音　清代**

　　此观音为国外回流珍品。大约为清中晚期，由雕刻大师手工雕刻而成，线条简约流畅，以古法雕工见长，格调高雅。

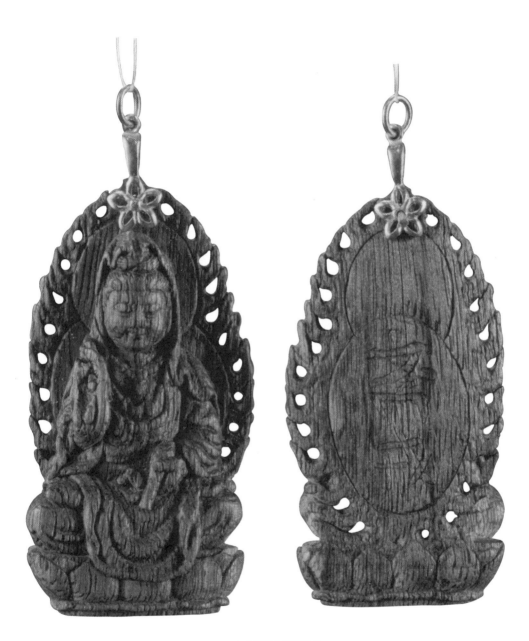

△ 老奇楠观音菩萨挂件

重约51克

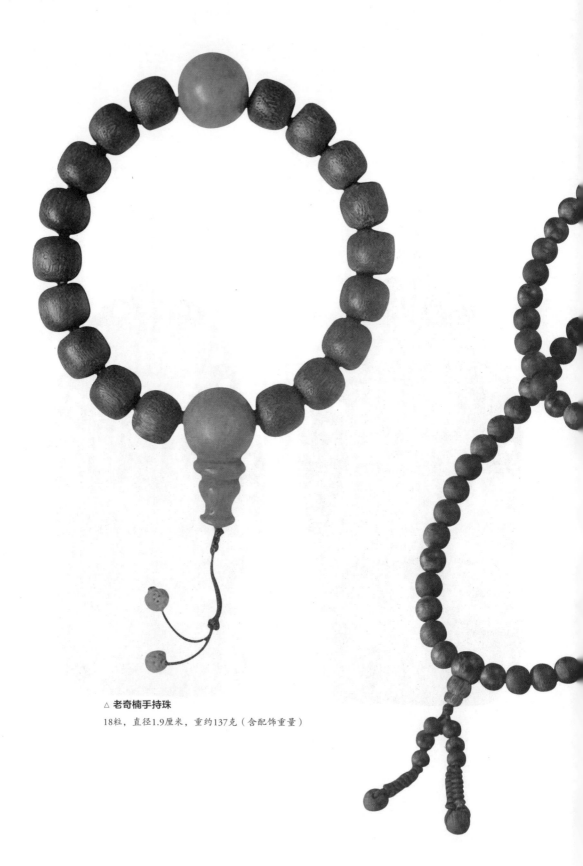

△ **老奇楠手持珠**

18粒，直径1.9厘米，重约137克（含配饰重量）

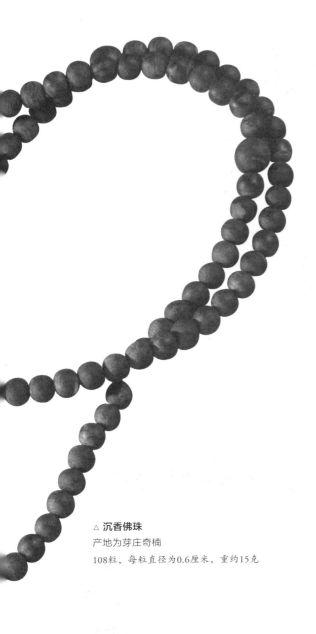

△ **沉香佛珠**
产地为芽庄奇楠
108粒，每粒直径为0.6厘米，重约15克

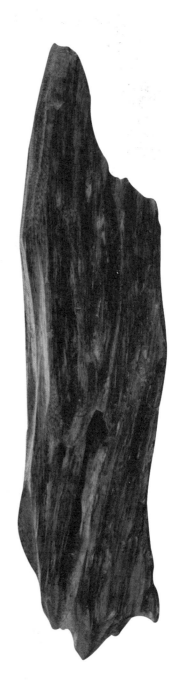

△ **奇楠**
长6厘米，宽2厘米，高24.7厘米

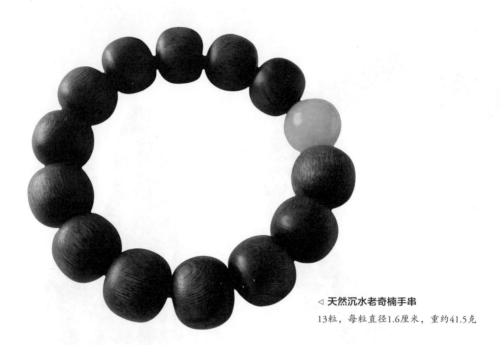

◁ **天然沉水老奇楠手串**

13粒，每粒直径1.6厘米，重约41.5克

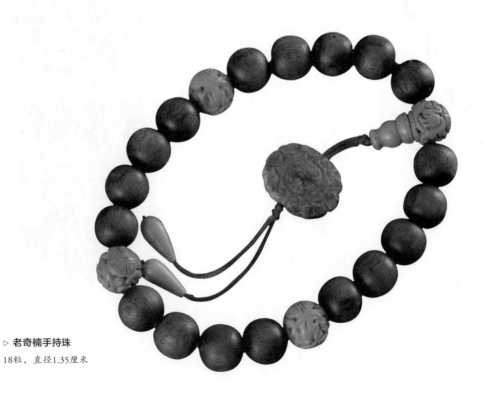

▷ **老奇楠手持珠**

18粒，直径1.35厘米

　　奇楠香质地黏软，尝之味道微苦、麻、回甘，香气清凉，满口生津，让人有舒服的感觉。奇楠香的产量比沉香更少。因此，奇楠香更显珍贵。早在宋代时，奇楠香就已经是"一片万金"了。

5 ｜ 水沉香

　　水沉香，也称"落水沉香"，是一个广义词，指沉香油脂结品含量高，比重大于水，能够沉入水中的沉香。

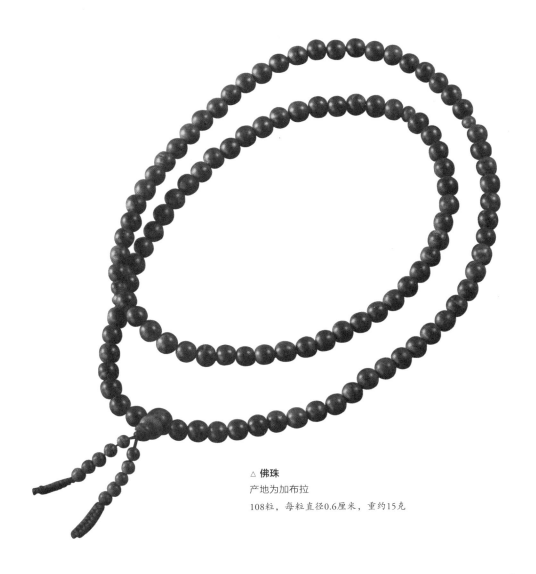

△ **佛珠**
产地为加布拉
108粒，每粒直径0.6厘米，重约15克

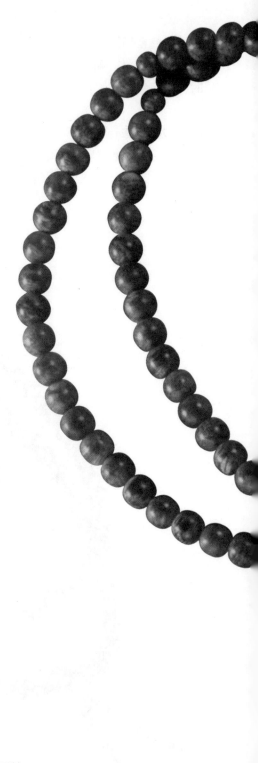

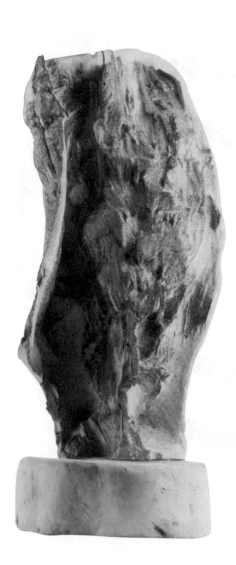

◁ 沉水沉香原料

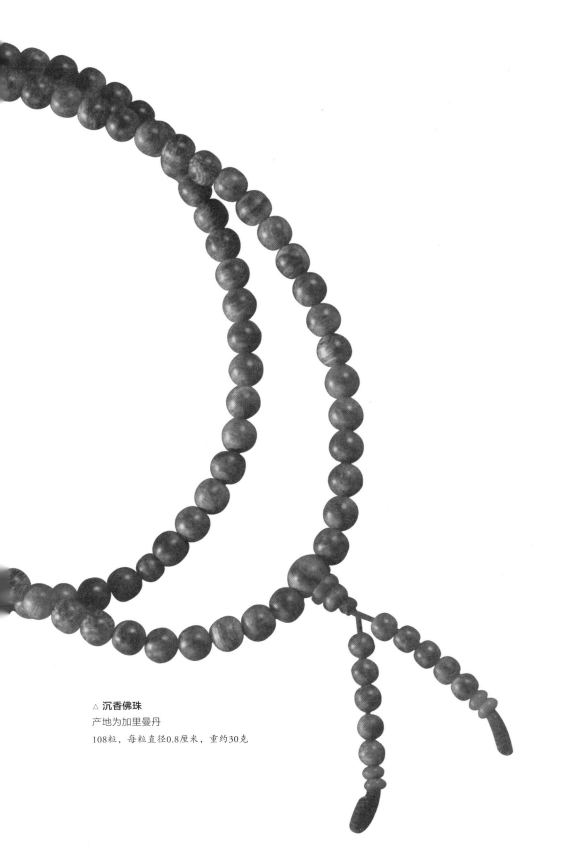

△ **沉香佛珠**
产地为加里曼丹
108粒，每粒直径0.8厘米，重约30克

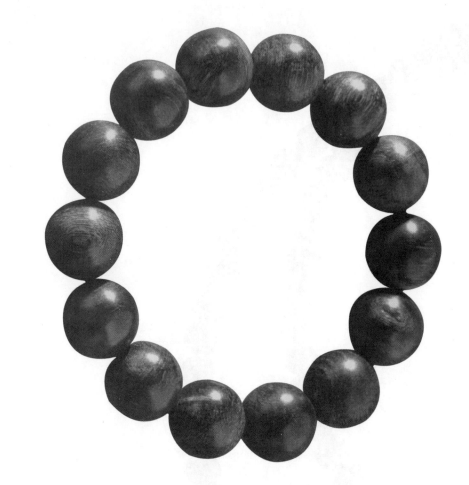

△ **沉香佛珠**
产地为印度尼西亚、文莱
14粒，每粒直径1.6厘米，重约33克

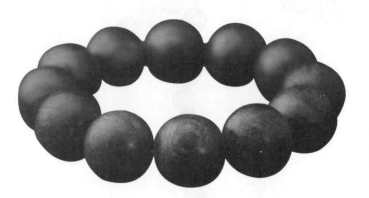

◁ **沉香手串**
产地为马来西亚
12粒，每粒直径2厘米，重约49克

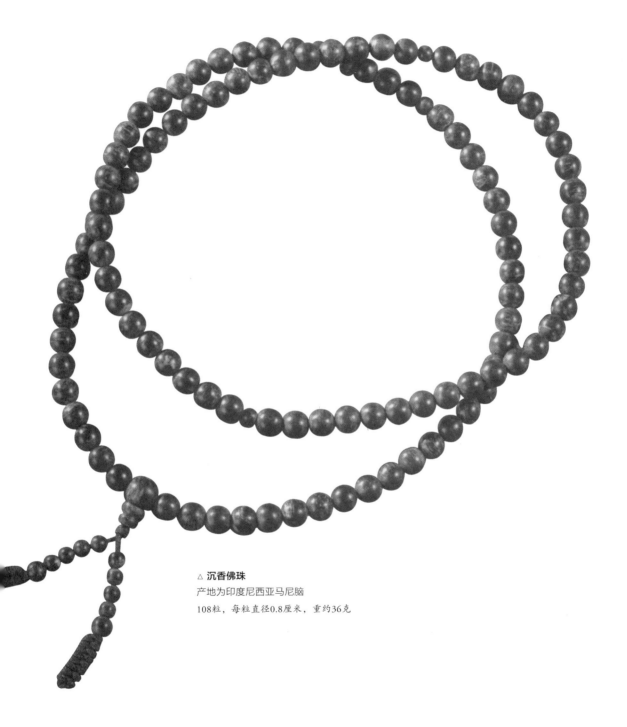

△ **沉香佛珠**
产地为印度尼西亚马尼脑
108粒，每粒直径0.8厘米，重约36克

　　白木香树因山体滑坡、泥石流等外力因素被掩埋于地下，历经数百年甚至上千年后，又因各种外力因素或被暴雨冲刷露出地面，被香农采集到或被有经验的香农挖掘出来（有的香农世代以挖香为生，知道何处被暴雨冲刷后，有可能会挖掘到沉香）。此种情况下，所采集到的沉香因其含油量较高，或因吸收泥土里的矿物成分较多，整块沉香比重大于水，被行内人士称为"水沉"。自古以来，各个时期的《药典》都把能沉入水的含油量极高的沉香称作"水沉香"，并不是特指从水中或沼泽地中捞出的沉香。

　　值得注意的是，在热带地区充满腐蚀性的沼气和烂泥的沼泽地里，埋上不同的香料也都会被腐蚀性很强的沼气所腐化，沼泽地是不产上等沉香的。所以很多专家并不赞成"水沉"是从沼泽地里采集到的沉香这一说法。在自然界中，大雨或泥石流将古沉香树冲到山下的凹地，雨季时凹地注满了水，旱季时凹地干枯，这样时湿时干的凹地也经常会有上等沉香产出，但这种地方并不是沼泽地。

二
按结香油脂好坏分类

　　中药名著《南方草木状》一书中记载了在一棵沉香树上不同结香的情况："木心与节坚黑，沉水者为沉香；与水面平者为鸡骨香；其根为黄熟香；其干为栈香；细枝紧实未烂者，为青桂香；其根节轻而大者为马蹄香；其花不香，成实乃香，为鸡舌香。珍异之木也。"大意是说：木心坚硬而呈黑色，能沉水的叫沉香；浮于水面的叫鸡骨香；树根处结的叫黄熟香；树干处结的叫栈香；枝节处结的叫青桂香；根节处结的较轻且较大的叫马蹄香；开的花不香而结成果实发香的叫鸡舌香。

　　随着时间的推移，以上说法又经历了诸多变化，现择要介绍如下。

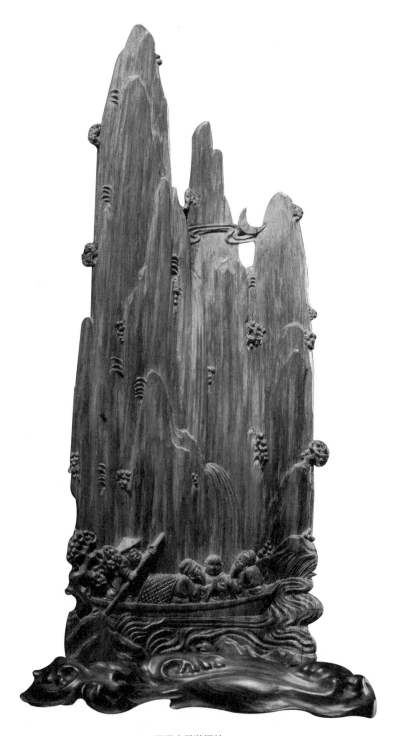

△ **沉香赤壁游摆件**
产地为加布拉
高16厘米，重约31.5克

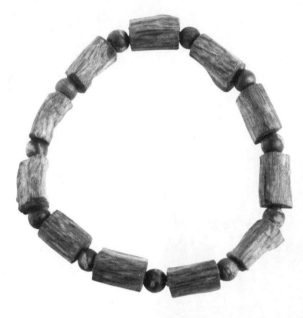

△ 中国树心奇楠

1 | 树心油沉香

由于沉香树木质内部的树汁充足、营养丰富，当一棵沉香树树体受到的伤害深达木质内部时，此部位更容易结出颜色深、油量丰富的树心油沉香。这种树心油沉香的油脂线浓密，而且大部分是黑油，当油脂含量达到一定比例后会出现"沉水"的上品。树心油沉香在不同结香部位和时间、伤口大小，以及形状等外力作用下，也会呈现出各种不同的形态。

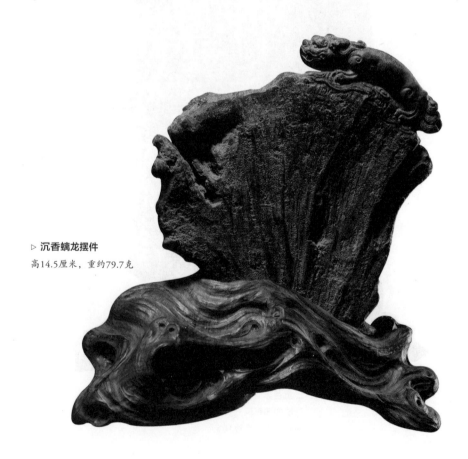

▷ 沉香螭龙摆件
高14.5厘米，重约79.7克

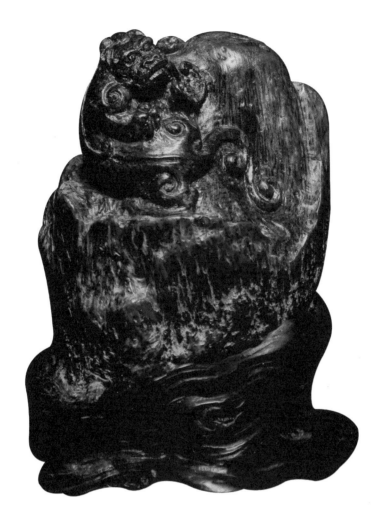

△ **沉香螭龙摆件**
产地为加里曼丹
长5厘米，宽5厘米，高6厘米，重约16.2克

2 ｜ 边皮油沉香

假如沉香树的树体伤口只是停留在树皮的表面，难以直达树干内部，那么沉香油脂就会沿着树皮表层导管游走，并且一直附着于树皮表面，此形成的薄片状沉香就叫作边皮油沉香。通常情况下，边皮油沉香结油较薄，很难形成厚实的香体，如果遭遇加热，这种沉香的油脂很快便会挥发。边皮油沉香又分为靠近木质部分的排油沉香和直接结在树皮上的皮油沉香两种。

三
按结香外形特质分类

　　沉香树不同部位所结出的沉香，其外形也有很大的区别。据此分类，主要有以下几种比较典型的品种。

1 │ 板头沉香

　　当沉香树的伤口呈面状时（一般是因为刀斧损伤、树体横向折断造成的），大面积的伤口会导致树体结成外形较薄但油脂浓密的香体，这种形状、边缘不规则的扁平香体就叫作板头沉香。因为板头沉香的伤口横截于树体，所以，板头沉香的油脂线并不是沿着树体的导管呈线状，而是像导管横截面一样呈点状、面状分布。

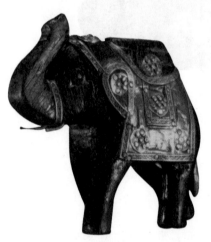

◁ 沉香木镶金錾花卉纹大象摆件　清代
长11厘米

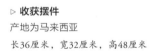

▷ 收获摆件
产地为马来西亚
长36厘米，宽32厘米，高48厘米

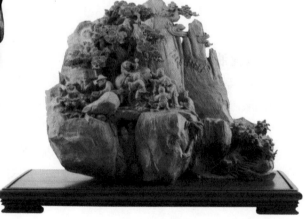

　　板头沉香中有一种形式，沉香的面状伤口有时也是坑洼不平的，不同部位的导管结油长度更是不同，所以造成香体在去除木质成分后常常呈现出鳞次栉比状。尽管这种形状的沉香与板头沉香结香原理一致，然而香农们一般并不称其为板头沉香，而是根据其高低不平的特殊形状称其为"山形沉香"。另外，根据板头沉香油脂的浓密程度和熟化时间的长短不同，通常又可划分为"铁头""老头"和"板头"三个等级。

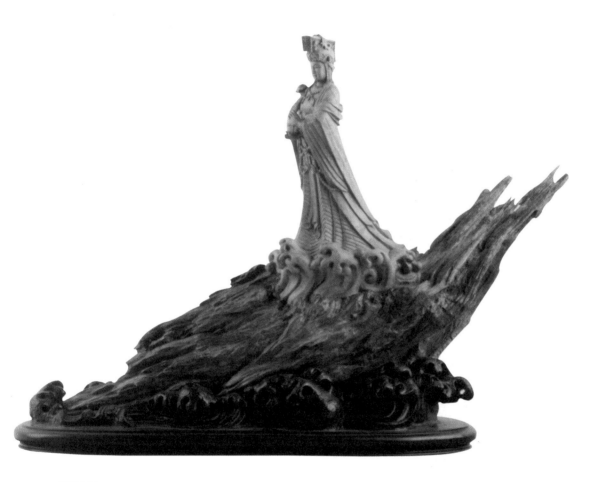

△ **妈祖摆件**

产地为印度尼西亚

长27厘米，宽12厘米，高40厘米

　　妈祖，也称天妃、天后、天上圣母等，是历代船工、海员、旅客、商人和渔民共同信奉的神祇。古代船员在海上航行，经常会受到风浪的袭击而导致船沉人亡，船员的安全成为航海者的主要问题，他们把希望寄托于神灵的保佑。在船舶起航前要先祭天妃，祈求保佑顺风和安全，在船上还立天妃神位供奉。

2 | 壳子香

壳子香是沉香树体的不规则处受到面状伤害而结出的一层薄薄的壳子状香片。壳子香通常呈现壳片状，根据结香年头长短和油量的高低也有等级差异。

壳子香的结香原理与板头沉香类似，仅仅是因为断面凹凸且香体薄，所以形成了特殊的壳子状。

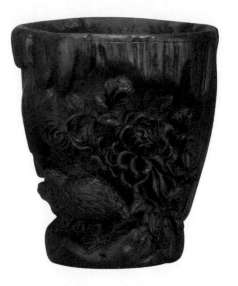

△ **沉香雕安居乐业纹杯　清早期**

高10厘米，重107克

此杯以沉香木雕刻，外壁以浮雕技法刻鹌鹑、菊花图案，寓意"安居乐业"，设计新颖，抛弃陈规，于粗犷中不乏细腻的表现。此器虽小而画面境界不俗，在众多的沉香木雕刻品中显现出独特的价值。

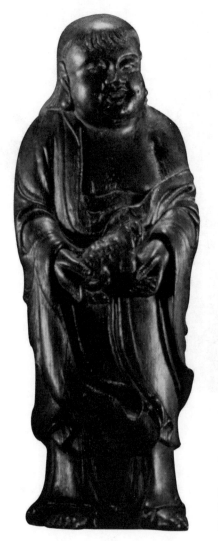

◁ **沉香雕刘海戏金蟾立像　清代**

高17厘米

立像中刘海宽额丰颊，袒胸露腹，开怀畅笑，若有声音，赤足而立，状似弥勒。双手托三足金蟾。金蟾咧嘴瞠目，三足而立，甚有欲一跃而起之势。雕刻传神写照，神态惟妙惟肖，意趣横生，极为讨喜。质地缜密，纹理顺美，匠师刀法劲爽有力，琢磨法度精严，加之皮壳包浆油亮，极为珍罕。或供陈设，或可收藏赏玩之。

3 | 虫漏

　　沉香树受到虫咬而结出的香体叫作虫漏。虫漏分为野生虫漏和人工虫漏两种。

　　野生虫漏的结香形式，通常是以一个虫眼为伤口，虫子横向或斜向于沉香树导管咬出一条虫道，沉香油脂以虫道为中心形成一个螺旋状香体。野生虫漏会形成特别的造型，最明显的特征是在每一块虫漏身上都可以找到至少一个天然的虫眼。

　　人工虫漏一般是使用钢条打出虫洞。人工虫漏的虫眼比较大，香体也由于结香时间较短而油脂较少，香味也远不如野生虫漏。

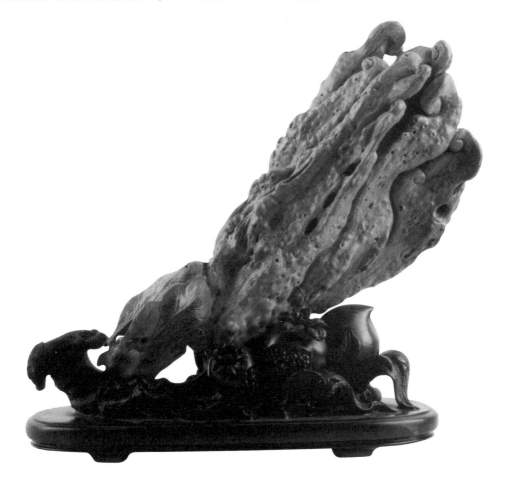

△ **沉香佛手摆件**

产地为印度尼西亚加里曼丹

长20厘米，宽20厘米，高38厘米

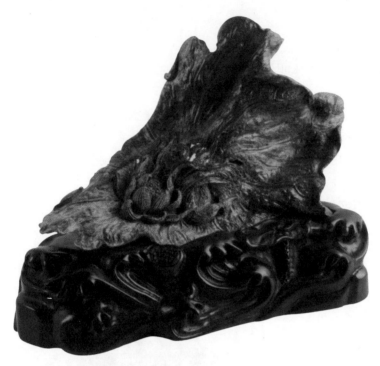

◁ **和气年年摆件**
产地为印度尼西亚达拉干
长18厘米，宽10厘米，高5厘米

四
市场上的沉香分类

1 ｜ 倒架沉香

　　"倒架"一词来源于香农采香时的一种特殊情况：沉香香体存于香树之内，而香树早已死亡，卧倒于泥土或沼泽之中，香树的木质成分在各类微生物以及环境的综合作用下腐朽、风化，香体不腐不朽而得以保存。其形状如同卧倒的架子一样，所以称为"倒架"。

2 ｜ 蚁沉香

　　蚁沉香由于甜味重，也常被称为"蜜香"。蚁沉香也是由于虫咬蜂叮而形成的香体，类似于虫漏，但蚁沉香一般指的是那种油脂等级更高、年头更久的沉香。从香气上来区分，通常是把甜味更重、香味更加醇厚的称作蚁沉香，而将香气味更重的称为虫漏。

五
沉香的产地

　　沉香的产地众多，有些产地甚至连名字都没有。而即使是同一产地，在不同的时间、不同的地点所产的两块不同的香或多或少会有香味差别；而且同一种香味，在不同的人心中也会有不同的感受。因此，想要阐述所有产地沉香的香味特点确实是很难做到的。但不管怎样，对沉香香味的品评和归类，应始终怀有一颗探寻的心。每一块沉香都有其特有的香味。每一块沉香，其成香的原因、形成的地点、成香后的变化，都是独一无二的。所以，每一块沉香的香味背后都会有一个机缘巧合的奇妙故事。下面重点讲一下几类沉香的产地及其特征。

1 ｜ 国内沉香

（1）莞香

　　莞香以前是指东莞地区所产沉香，现在多指产自广东省的沉香。广东省一直以来都有使用沉香的习惯，并且自古以来都有香农这一职业。香农，指的是以采香为业、靠卖香收入维持生活的人。

　　莞香的主要产地有东莞、惠州、深圳南部、香港地区、汕尾等。现在广东地区已经很难找到野生的沉香资源了。

　　莞香最大的特点就是有清甜味，尤其是燃烧以后，香气十分甜蜜清香，芬芳怡人，特别是香港地区和深圳所产沉香更会带有特有的花香型气味。莞香在上炉熏香后会散发出浓郁的果仁香味，发香时间也很长。如今野生莞香已十分罕见，很难找到结油密实的大块香体，结香多以板头状为主，黄油、黑油都有。在惠州、深圳与香港地区均产有奇楠。莞香奇楠初香辛、麻、凉，本香甜凉清幽，尾香转为浓郁的果仁香气。

（2）琼香

　　琼香指的是海南地区产沉香，多产于海南中部山区，最负盛名的为海南五指山产区，其中又以尖峰岭和霸王岭所产沉香最为出众。

　　海南沉香自古就有"香气天下第一"的美誉。海南沉香的香味与莞香相似，燃烧后有清幽甜蜜之感加以熏香时馥郁的坚果香味。与莞香相比，琼香的香味更加纯正，而香味的扩散力则略有不足。另外，上等海南沉香带有浓烈、霸气的辛麻之感，这是莞香不具有的，尤其是奇楠级别，嚼之尤为麻辣，属奇楠韵味之最。

（3）广西、云南沉香

广西、云南也产沉香，只不过现在市面上并不多见。从香气上讲，这类沉香也以甜味为主，上炉熏烧转入本香及尾香后，会有果仁香伴随，其中品质优良者会带有淡淡的药香味。

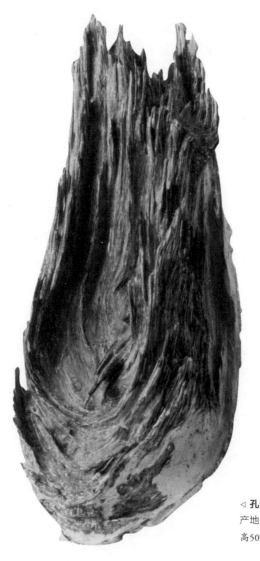

◁ **孔雀开屏摆件**
产地为云南
高50厘米

2 | 惠安系沉香

惠安系沉香主要指的是越南沉香，也包括老挝、柬埔寨等所产的沉香。也有部分沉香爱好者把国内沉香划归为惠安系沉香，理由是国内沉香和越南沉香都以甜、凉两味为主。实际上，越南沉香和国内沉香在香味上还是有显著差别的，国内沉香甜味更清，而越南沉香甜味更浊。惠安系沉香主要有以下类别。

（1）芽庄沉香

芽庄是沿海城市，位于越南中部偏南，有着越南沉香第一产区的美誉，越南流传有"一芽庄，二富森"的说法。芽庄沉香最主要的特征就是甜味强烈，特别是干料，如果没有水分，可散发出像蜂蜜一样的香甜气味，这种甜味通常会在鼻腔内凝而不散，极富韵味。

芽庄沉香还以出产绿奇楠而出名。芽庄绿奇楠上炉加热后，初香为凉味和辛麻味，本香为甜味及凉味，尾香转为干果香气，层次变化十分明显，属品香的上品。

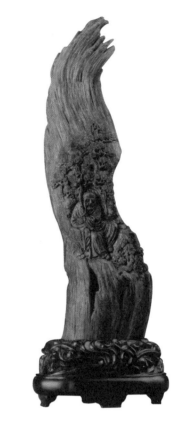

△ 罗汉雕件
产地为越南芽庄
高18厘米，重约75克

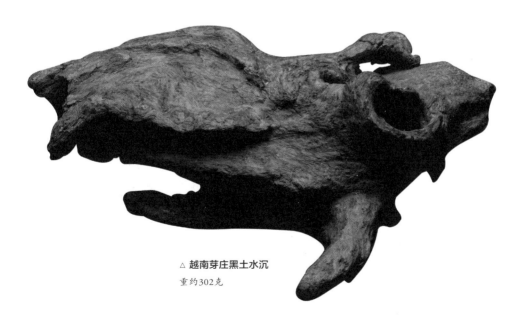

△ 越南芽庄黑土水沉
重约302克

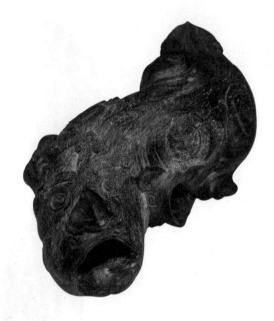

◁ **沉香瑞兽**
越南芽庄　沉水
重约249.3克

（2）富森沉香

富森，也称富山（音译自越南语）。富森山脉是越南中部一条南北走向的山脉，这里出产沉香较多，著名的是富森红土沉香。

富森红土沉香属于土沉香，因为香体所落入的土质为红色土质，使得香体在长期存放后颜色转变为偏红色，所以称作"红土"。

尽管富森红土是近年来才出现的品种，算是新生代，然而它的香味极佳，能把熟香醇厚的甜蜜感发挥得淋漓尽致。同时尾香飘逸，凉而不涩，甜而不腻，所以成了仅次于奇楠的品香佳品，价格十分昂贵。和大多数土沉香一样，富森红土外表多孔，质地酥脆，偶尔也会出现沉水、密实的佳品。

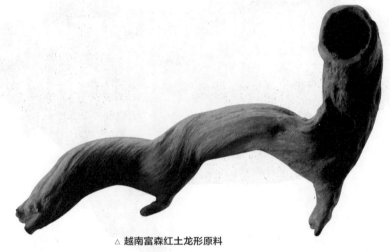

△ **越南富森红土龙形原料**
长28厘米，宽10厘米，高17厘米

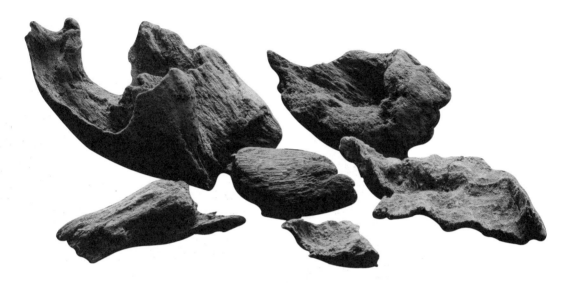

△ 越南富森红土沉香

6件一组，共重30克

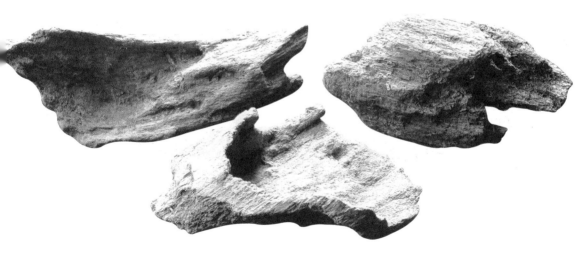

△ 越南富森红土沉香

3件一组，共重27克

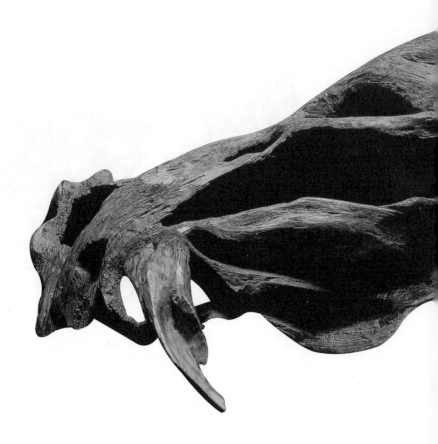

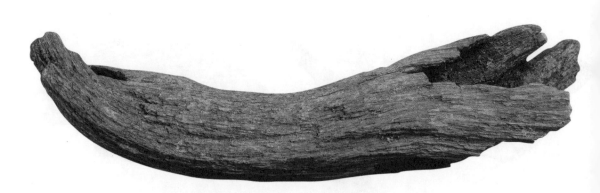

△ 越南富森红土原料

重约52克

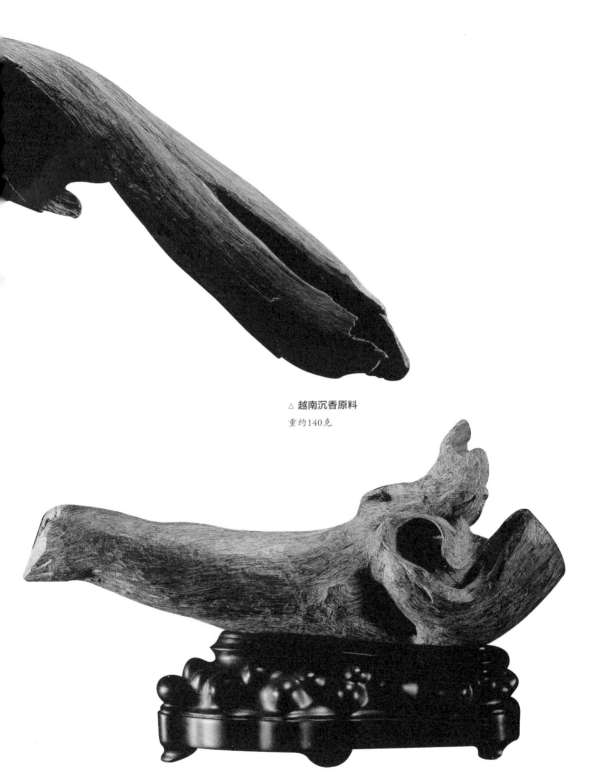

△ **越南沉香原料**
重约140克

△ **越南沉香原料**
重约364克

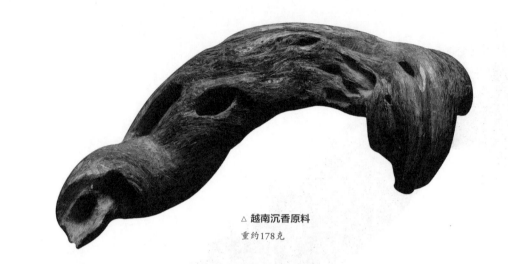

△ **越南沉香原料**
重约178克

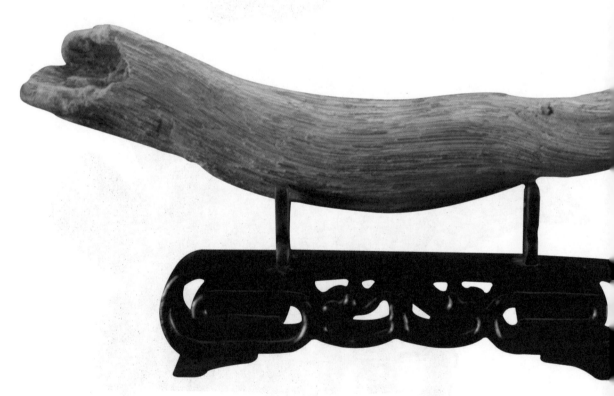

△ **越南富森特级天然红土原料**
长24.2厘米，宽3.2厘米

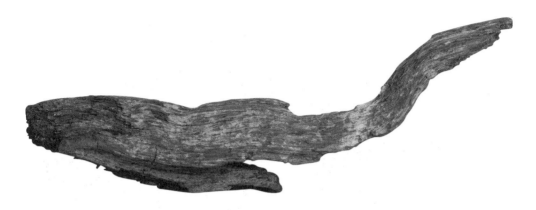

△ 越南富森红土原料

重约41克

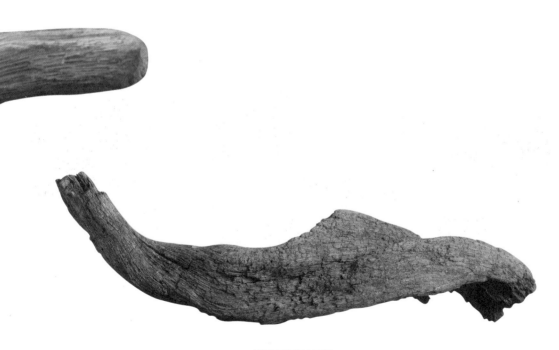

△ 越南富森红土原料

重约67克

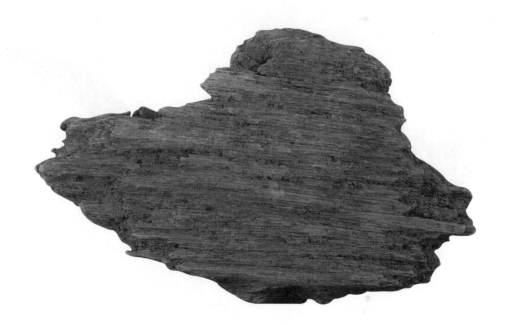

△ 越南富森红土原料

重约71克

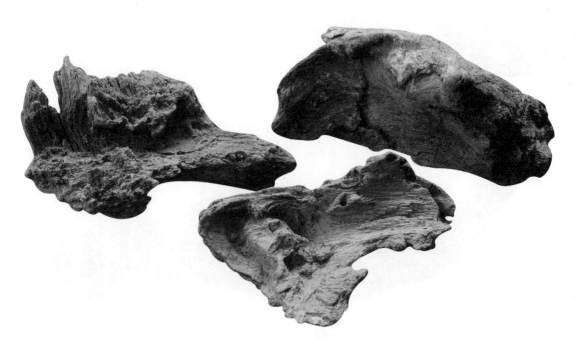

△ 越南富森红土沉香

3件一组，共重37.5克

（3）顺化、岘港和西贡沉香

惠安系沉香在越南还有一些二线产地，如顺化、岘港和西贡。顺化和岘港所产沉香以甜、凉为主，但与芽庄、富森所产沉香相比，香气稍显酸涩，甜密度也不高。西贡现为胡志明市，本身并不出产沉香，然而却是十分著名的沉香贸易集散地，如今大多数越南沉香都在西贡香市进行交易。

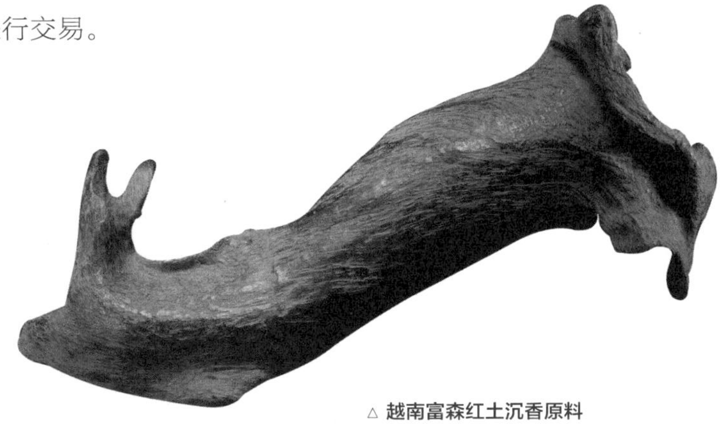

△ **越南富森红土沉香原料**
沉水
长18厘米，重约127.2克

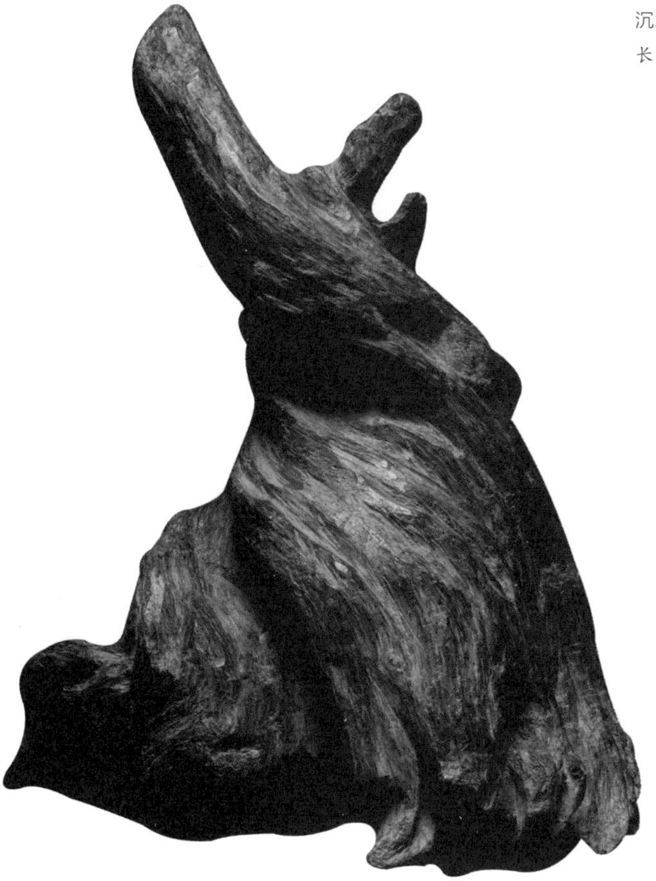

◁ **越南沉香原料**
重约294克

3 | 柬埔寨与老挝沉香

柬埔寨与老挝出产的沉香也称"菩萨沉香"和"高棉沉香"。"菩萨"指的是柬埔寨菩萨省，该地区所产沉香的香气与越南沉香十分相似，然而品香时香气品质稍显不足，价值不如越南沉香。柬埔寨北部靠近越南区所产沉香的香味甜、凉，蜜味较淡；南部产区所产沉香有类似马来西亚沉香的酸涩味，品质比北部产区稍差。老挝沉香与越南沉香大致相似，香味甜蜜、凉甘。老挝沉香品质略优，上炉后会有香甜、辛麻的香气，香农便称其为老挝"蜜棋"。但是大多数老挝沉香比越南沉香的香气要淡得多。越南、老挝边境所产沉香也不如芽庄、富森等地区所产的沉香。

△ **沉香摆件**
产地为柬埔寨
重约886.7克

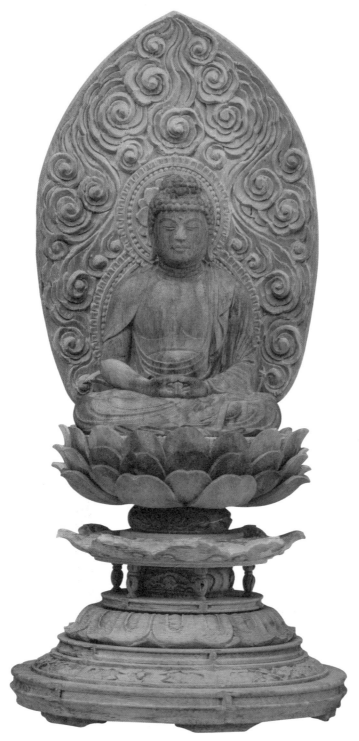

△ **沉香大日如来摆件**
产地为柬埔寨
重约326.5克

六

沉香制品

目前沉香市场上，沉香香品主要有以下几种类型。

1 | 线香

常见的直线形的熏香，还可细分为竖直燃烧的"立香"，横倒燃烧的"卧香"，带竹木芯的"竹签香"等。

2 | 盘香

盘香也称环香，是一种螺旋形盘绕的熏香，可挂起或用支架托起熏烧，有些小型的盘香也可以直接平放在香炉里使用。

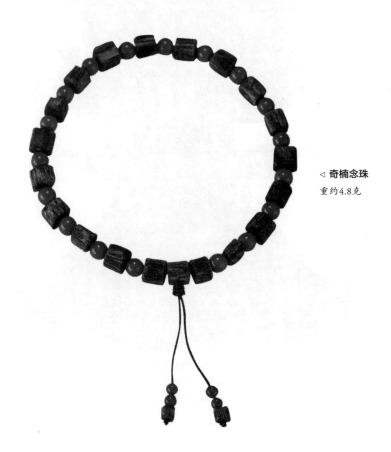

◁ **奇楠念珠**
重约4.8克

3 | 香粉

香粉又称末香，为粉末状的香，使用时需利用一些香道器具。

4 | 佛珠

佛珠本称念珠，起源于持念佛法僧三宝之名，通常可分为持珠、佩珠、挂珠三种类型。每串佛珠数目含不同的寓意，用以消除烦恼障和报障。

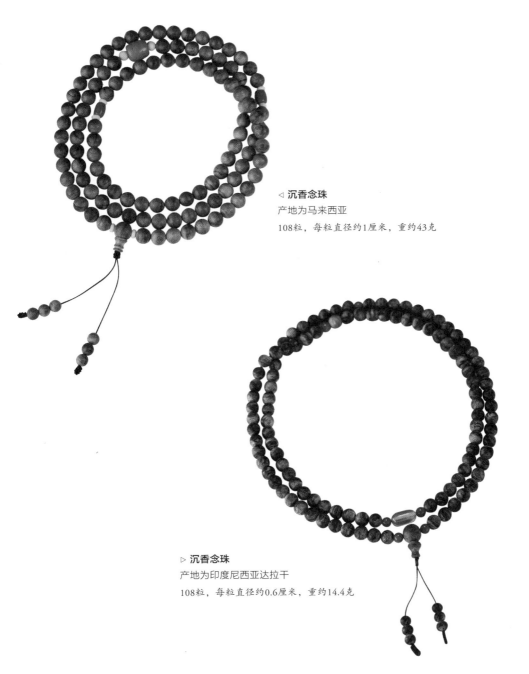

◁ 沉香念珠
产地为马来西亚
108粒，每粒直径约1厘米，重约43克

▷ 沉香念珠
产地为印度尼西亚达拉干
108粒，每粒直径约0.6厘米，重约14.4克

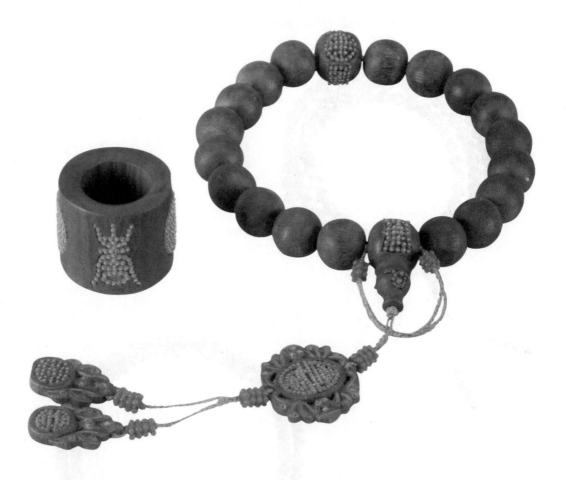

△ 沉香雕念珠及团寿扳指　清中期

长29厘米，每粒念珠直径1.5厘米，扳指直径3.6厘米，念珠重25克，扳指重38克

此手串和扳指均为上等沉香木所制。手串为20粒直径为1.5厘米的沉香木珠串结而成，木珠大小相若，材质无异，结珠和佛头刻有金色纹饰。结牌乃为沉香木质，雕成结，旁穿有珊瑚珠作为点缀。扳指纹理清晰，上刻有金色纹饰，熠熠夺目，打磨光滑。

5 ｜ 吊坠

吊坠是一种佩戴在脖子上的饰品，多用于祈求平安、镇定心志和美观。

6 ｜ 摆件

摆件是摆放在公共区域，如桌、柜或者橱柜以供人欣赏。摆件造型多种多样，如瓶、炉、壶、如意、花卉、人物、瑞兽和笔筒等。

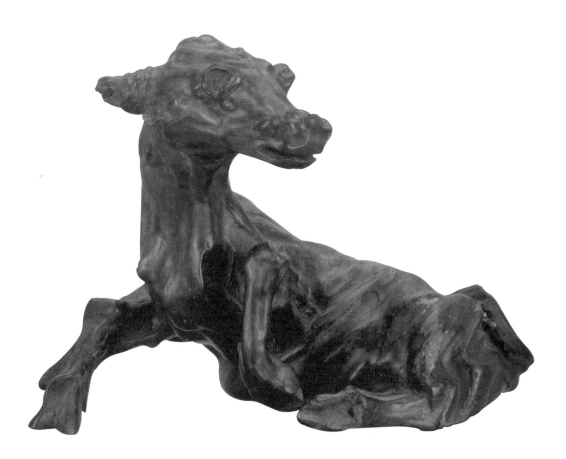

△ **沉香雕卧牛摆件　明代**

长20.5厘米，重341克

　　此沉香摆件作牛形，趴卧在地作昂首盼望状，神态安详，骨骼清奇，雕工细腻，包浆厚润，具有极高的收藏价值。

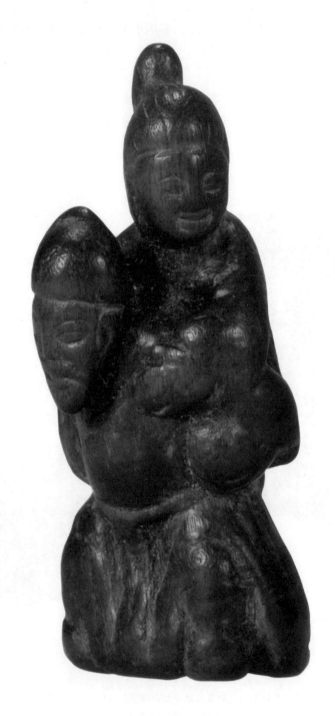

△ **沉香雕人物摆件　清代**

高5厘米

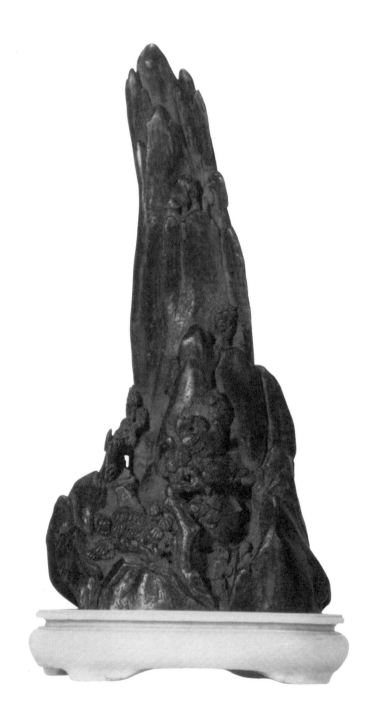

△ **沉香雕山子摆件　清代**
高15.5厘米

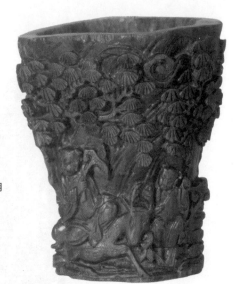

▷ 沉香雕松下高士图笔筒　清中期

高10厘米

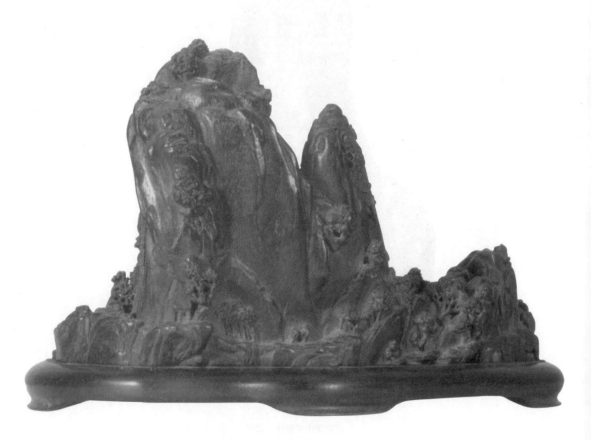

△ 沉香雕山水人物摆件　清代

长21厘米，宽8厘米，高15厘米

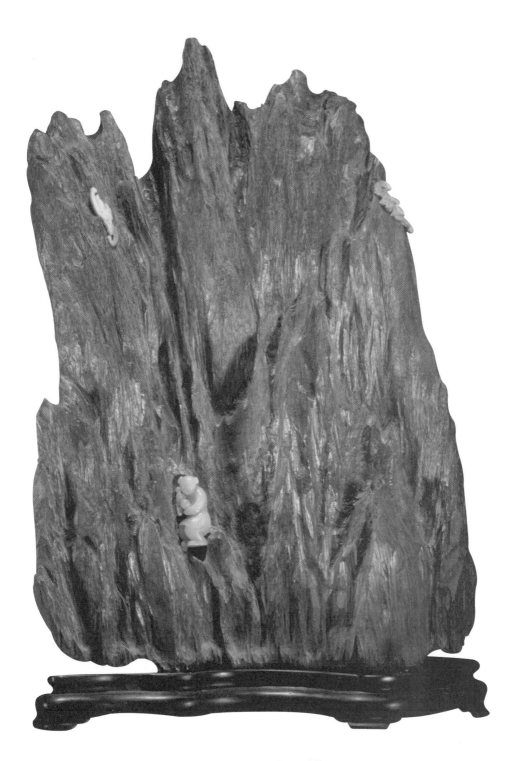

△ **沉香木嵌白玉人物山子　清代**
高48厘米

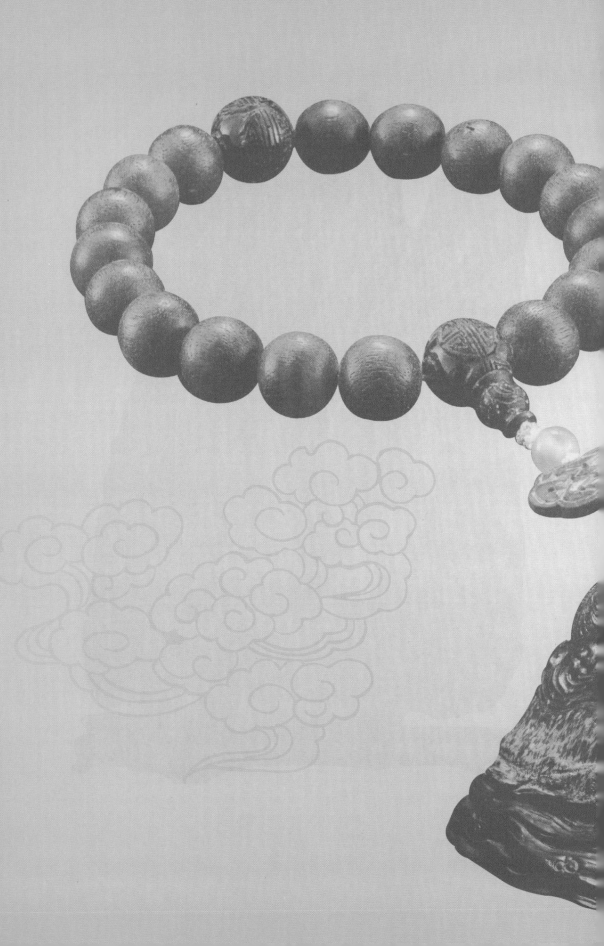

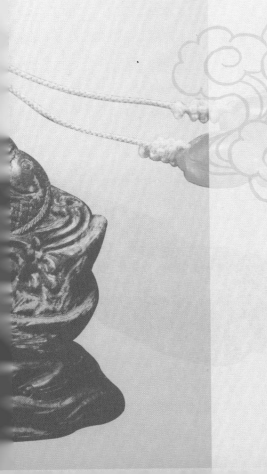

第三章

沉香鉴赏

沉香其实并非木材

　　许多人都听说过沉香，只知其十分名贵却不知其由来，随着沉香收藏的兴起，它的价值越来越得到人们的关注。据了解，沉香作为名贵的药材能纳气平喘，还可以治疗消化道疾病和心脏病。与檀香不同，沉香并不是一种木材，而是一种特殊的香树"结"出的混合了油脂（树脂）成分和木质成分的固态凝聚物。

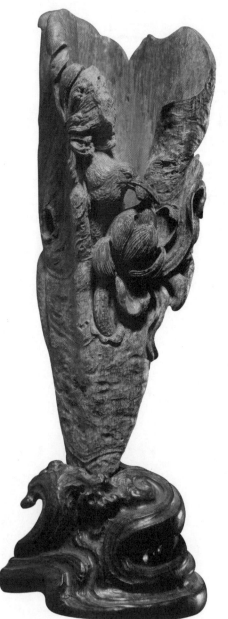

◁ **沉香荷花杯**
产地为加布拉
高24.5厘米，重约130.6克

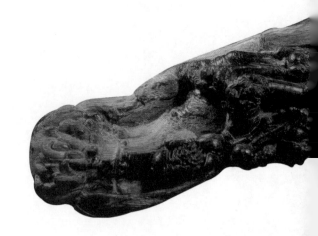

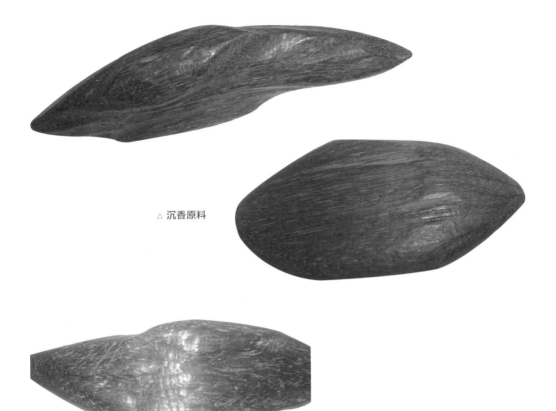

△ 沉香原料

△ 沉香原料

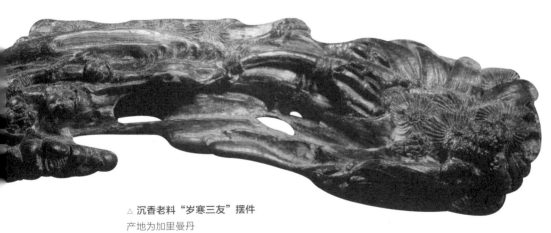

△ 沉香老料"岁寒三友"摆件
产地为加里曼丹
长29厘米，宽10厘米，高9厘米，重约209.7克

二
生香与熟香的鉴别

人们将仍然存留在活香树体内的香体称为"生香""生结""活香"，将离开香树或者所寄存的香树死亡的香体称为"熟香""熟结"和"死香"。

生香和熟香一般通过木质外观和香味来区分。通常情况下，熟香比生香成香时间更长，且熟化的程度更高。因此，较之生香，熟香的发香时间更长，纯度更高，香味更加浓郁。但熟香也可能由于所处环境影响，品质退化，所以也有熟香品质不如生香的情况。

生香和熟香在气味上有着比较明显的区别。生香的优点在于具有清新的甜味和凉味，不足之处是往往带有一定程度的生涩气味，水分过多。熟香的优点在于其醇厚的蜜味和奶味，不足之处是往往带有一定程度的霉味。

生香的"生涩味"主要是香体成香时间较短以及内部的水分未干，香脂的醇化程度太低所致（有些时间较长的生香便不会有）。熟香会产生霉味或者酸味，主要原因是熟香香体在泥沼中所处时间太长而含有过多杂质，以及香体内木质成分在环境中发生霉变。熟香优于生香的说法过于绝对，因为不仅有许多开采的熟香品质太低，无法品香，而且许多脱离香树的熟香在被开采之前便已自然消失，所以熟香只是较生香更为稀少而已。

生香和熟香在外观上也有明显差别。从外观来看，生香由于油脂沿着木质导管扩散生长，所以其油脂线比较明显，木质成分也较突出，用刀去削，会有比较明显的木感。熟香因为生长时间过长，受不同环境影响较大，从外表来看，油脂线不太突出，且质地较为酥脆，用刀去削，会有酥松感。

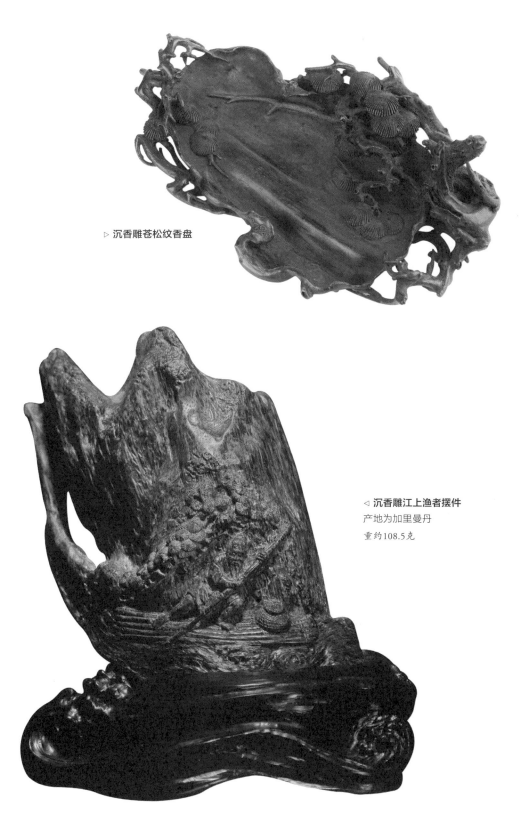

▷ **沉香雕苍松纹香盘**

◁ **沉香雕江上渔者摆件**
产地为加里曼丹
重约108.5克

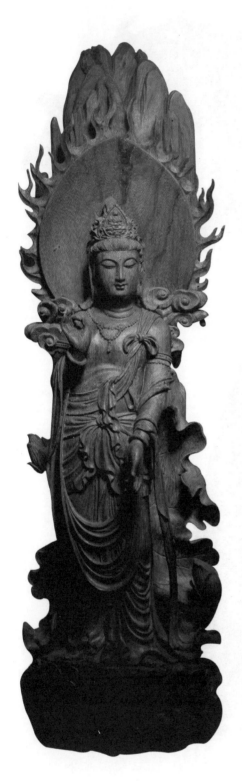

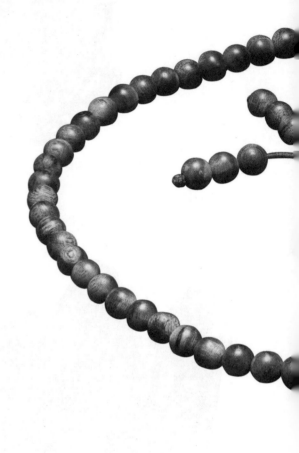

◁ **沉香雕观音**
产地为加里曼丹
重约654.5克

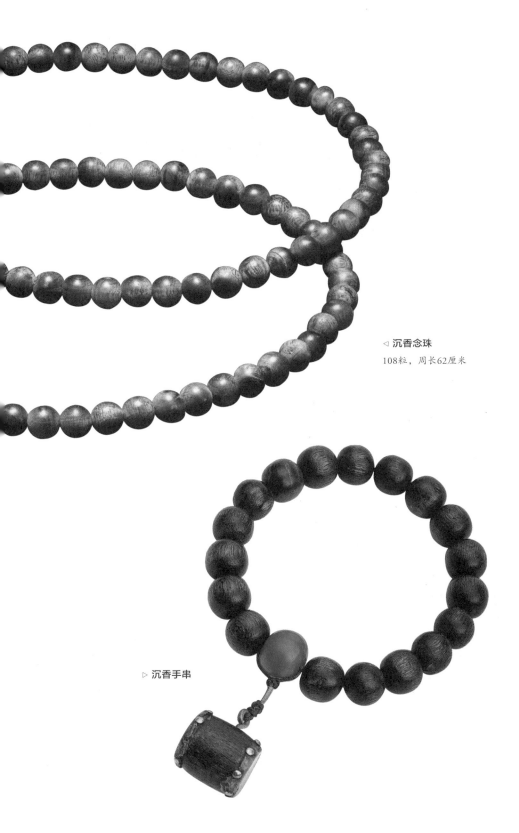

◁ **沉香念珠**
108粒，周长62厘米

▷ **沉香手串**

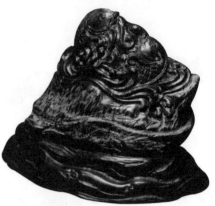

△ **沉香雕双鱼戏珠摆件**

产地为加里曼丹

长7厘米，宽5厘米，高6厘米，重约24.3克

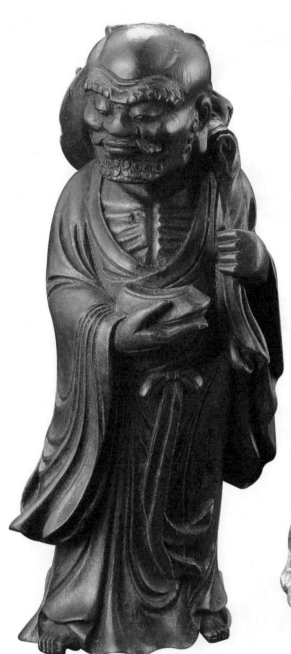

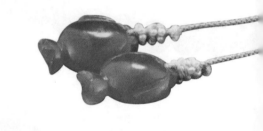

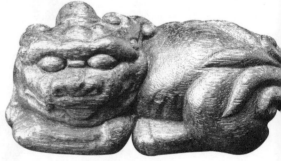

△ **沉香雕少狮摆件　清代**

长8.4厘米，宽4.6厘米，高3.4厘米

△ **沉香雕罗汉摆件**

高3.8厘米

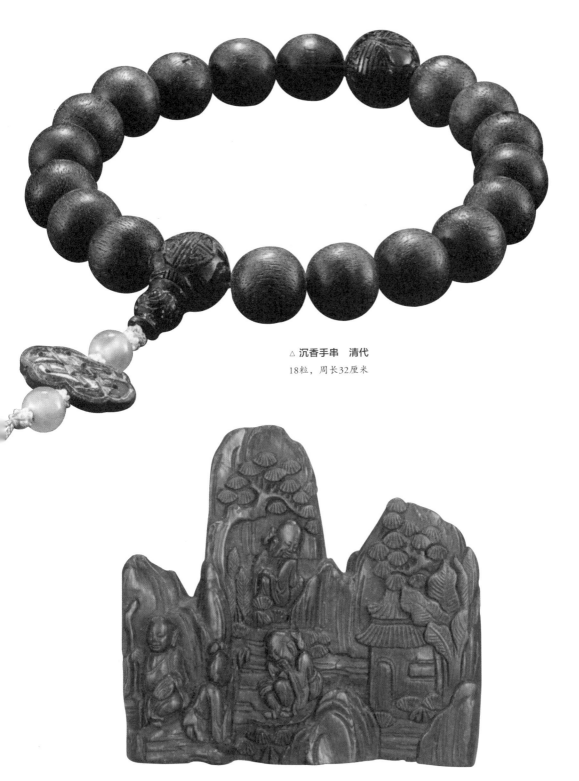

△ **沉香手串　清代**
18粒，周长32厘米

△ **沉香雕松山高士纹笔架　清早期**
长7.2厘米，重37克

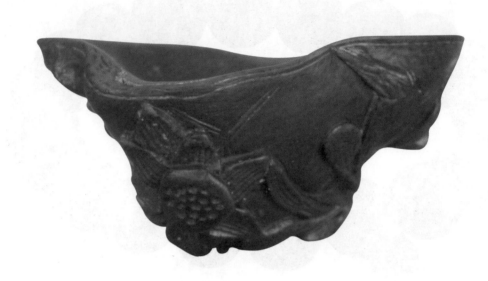

△ **沉香雕荷叶纹小笔掭　清中期**

直径4厘米，重8克

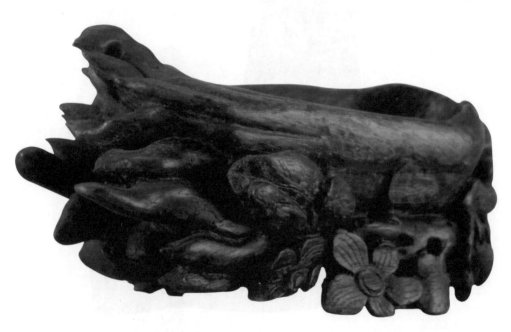

△ **沉香雕佛手纹水盂　清中期**

长11.6厘米，重104克

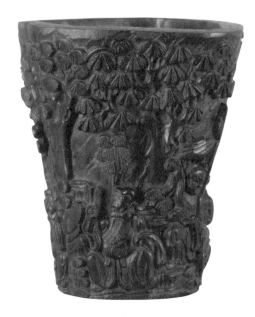

◁ 沉香雕太白醉酒纹笔筒 清晚期
高11.5厘米，重202克

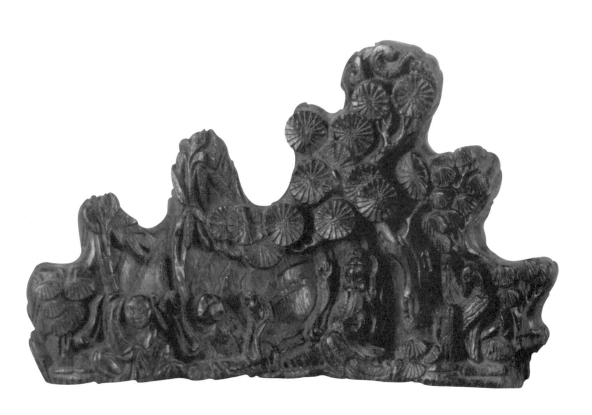

△ 沉香雕松下高士纹笔架 清晚期
长13厘米，重84克

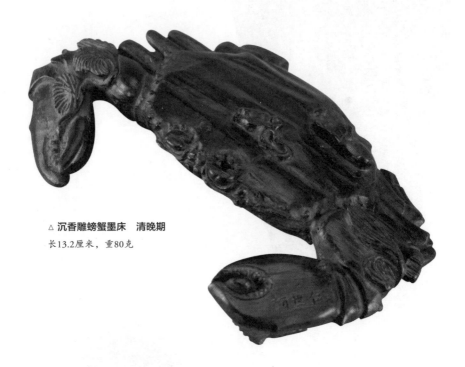

△ **沉香雕螃蟹墨床　清晚期**

长13.2厘米，重80克

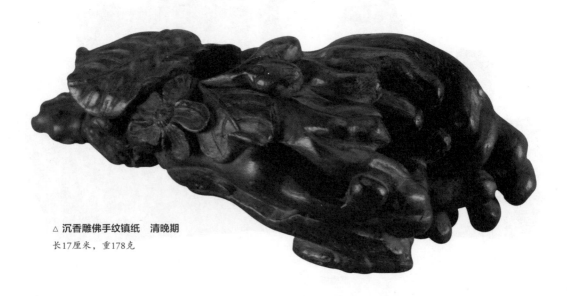

△ **沉香雕佛手纹镇纸　清晚期**

长17厘米，重178克

三
沉香与沉香木

有很多新手觉得沉香就是沉香木，沉香木就是沉香，这是完全错误的认知。沉香跟沉香木是两个截然不同的概念。先说一下沉香木，沉香木是指沉香的宿主，是一般的瑞香科乔木树，这种树有些地方直接叫沉香树，有些地方叫风树。这种树生长在亚热带，成长速度快，密度低，一般用来做中药，或者造假的不法商贩用来泡药压缩冒充沉香，对于这种树中没有结成油脂的部分就叫作沉香木。

再说一下沉香。沉香树的表面或内部形成伤口时，为了保护受伤的部位，树脂会聚集于伤口周围。当累积的树脂浓度达到一定程度时，将此部分取下，便成为可使用的沉香。然而，伤口并不是树脂凝聚的唯一原因，沉香树脂也会自然形成于树的内部及腐朽的部位。沉香的价值视等级而定，高等级的价值极高。这似乎是天地万物之间一种微妙的平衡，沉香这种天地能量的精华竟然在一种质地疏松而无价值的树木中形成。

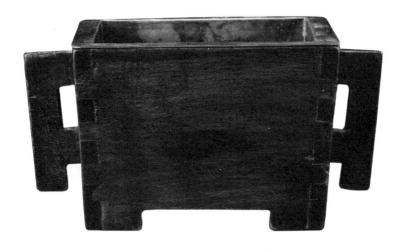

△ **沉香马槽型炉**
宽13.8厘米（含耳），高6.8厘米

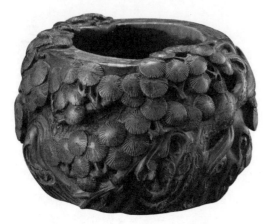

◁ **沉香雕松枝水盂**
高7.8厘米

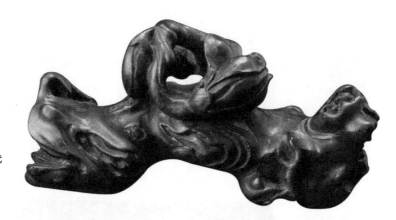

▷ **沉香雕笔架　清代**
长4厘米，宽12厘米

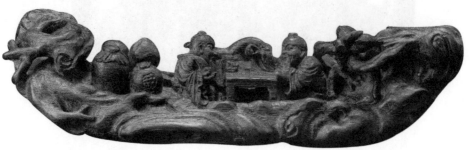

△ **沉香雕仙人乘槎摆件　清代**
宽5.8厘米

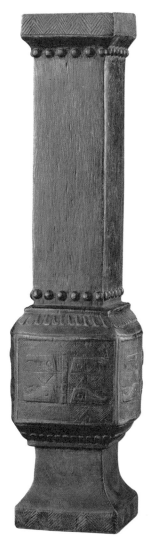

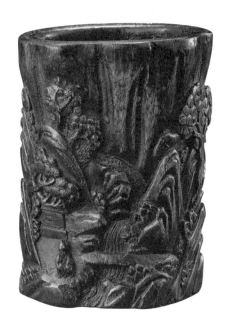

△ 沉香雕山水人物纹杯　清代
高10厘米

△ 沉香雕乳钉纹方瓶　清代
高27.3厘米

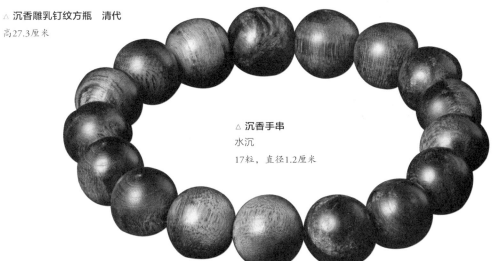

△ 沉香手串
水沉
17粒，直径1.2厘米

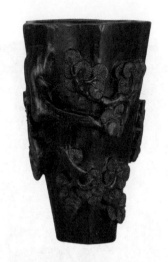

△ 沉香雕松纹杯　清早期

高11.5厘米，重91克

以沉香雕刻而成，材质厚重。敞口，杯身呈不规则形，采用浮雕技法雕松纹，枝干攀于杯身，雕工精湛，松纹清晰流畅，松枝苍劲有力，古朴拙雅，实为精品。

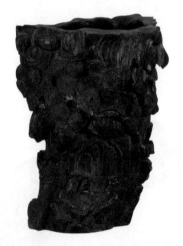

△ 沉香雕松下对弈纹笔筒　清早期

高13厘米，重215克

此笔筒用沉香木独木为材，造型厚重，束腰圆筒形，笔筒外高浮雕松下高士意境。苍松危岩下，高士或设棋局对弈，或悠然赏画，松声琴韵，竹炉惠泉，格调高雅。此笔筒雕工细腻，意味清雅，为文房佳器。

四
真假沉香鉴别

首先，要先看它的纹路（即油线）是否清晰，色泽是否雷同。因天然沉香不可能毫无瑕疵，色泽不可能均衡雷同，油线分布不可能规则。而假沉香往往油线分布规则含糊，且颜色均衡雷同，绝大部分为黑色。

其次，用手去揉擦沉香的表面，若是真的沉香，表面会带油黏感与冰凉感，假沉香是不具备的。

再就是衡量它的重量，看其含油量与实际重量是否成比例，含油越高重量越重，含油越少则重量越轻。

最后，天然沉香是大自然赋予其至真至纯的香，产地不同香味会有所变化，天然沉香的香味用现代高科技是无法复制的。假沉香绝大多数是用沉香汁或化学成分，用压、榨、灌、蒸等方法加工而成，所以它的味道始终不是唯一的自然清香。用鼻子闻天然沉香，其味醇香，假的沉香则反之。

经过以上鉴别方法如果还无法辨别真假，那么我们可用明火直烧的方法去闻它的味道，或用电熏香炉取其小片直接熏闻，真假即辨明。假沉香表面往往是涂擦香精或其他化学成分等，所以其味特别刺鼻难闻。

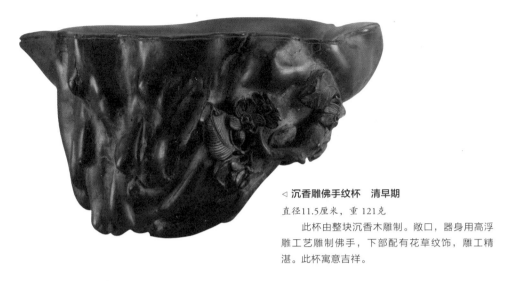

◁ **沉香雕佛手纹杯　清早期**

直径11.5厘米，重121克

　　此杯由整块沉香木雕制。敞口，器身用高浮雕工艺雕制佛手，下部配有花草纹饰，雕工精湛。此杯寓意吉祥。

▷ **沉香雕松山高隐纹杯　清早期**

直径10厘米，重221克

　　此杯由沉香整料雕制。杯身以高浮雕刻山水图景。山石之上，一棵老松曲折遒劲，枝叶错落有致，直入杯内。山石错落间有洞隐于其中，其下是潺潺流水，一幅隐居闲适的画面。杯身小巧，雕刻细致，纹理清晰，刀工精湛，将山水动静相宜刻画得淋漓尽致。

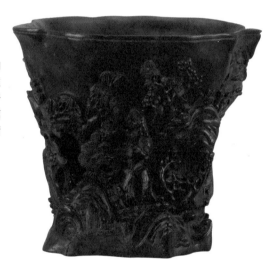

◁ **沉香雕松山高隐纹杯　清早期**

高9.6厘米，重152克

　　此杯为沉香整料浮雕而成，杯身浮雕山水图景。崇山峻岭间有苍松翠柏呈盘虬卧龙之势沿山而上，可谓层峦叠翠，又有凉亭隐匿其间。此杯木质优良，雕工精湛，意境悠远。

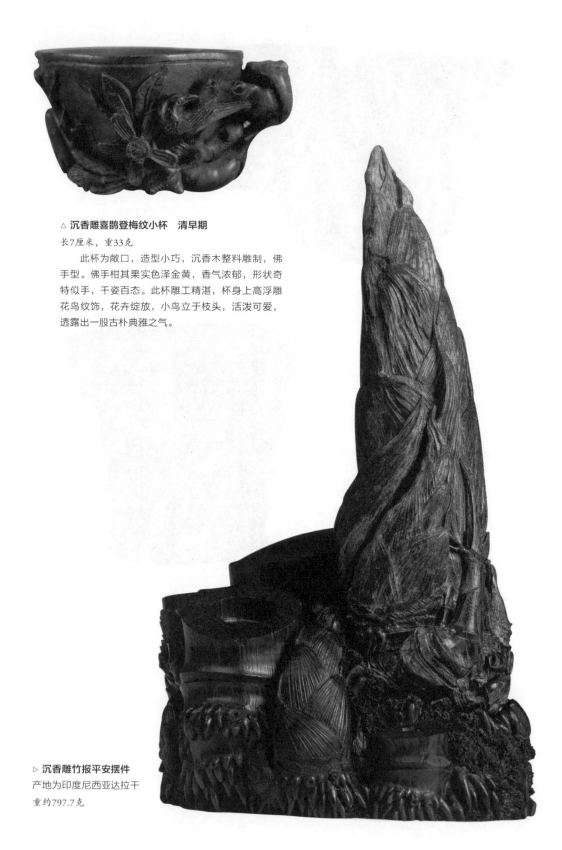

△ **沉香雕喜鹊登梅纹小杯　清早期**

长7厘米，重33克

　　此杯为敞口，造型小巧，沉香木整料雕制，佛手型。佛手柑其果实色泽金黄，香气浓郁，形状奇特似手，千姿百态。此杯雕工精湛，杯身上高浮雕花鸟纹饰，花卉绽放，小鸟立于枝头，活泼可爱，透露出一股古朴典雅之气。

▷ **沉香雕竹报平安摆件**

产地为印度尼西亚达拉干

重约797.7克

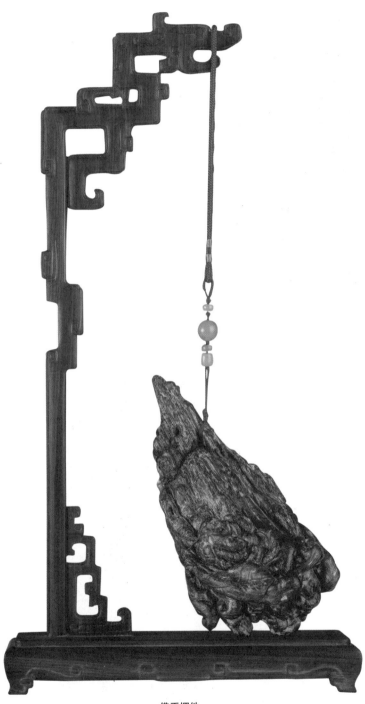

△ **文玩臂搁**
产地为印度尼西亚达拉干
高约31厘米，重约60克

△ **佛手摆件**
产地为加里曼丹
重约262克

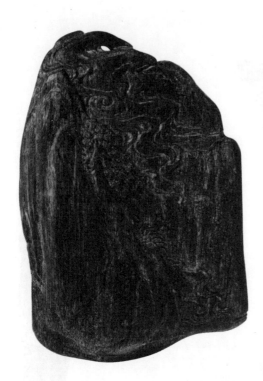

◁ **阳刻赤壁夜游挂牌**
产地为加里曼丹
重约35克

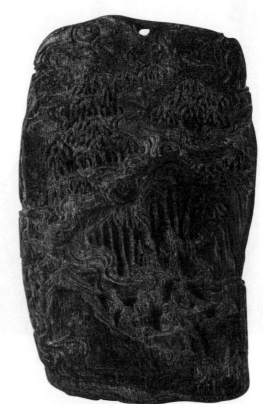

▷ **阳刻竹林七贤挂牌**
产地为加里曼丹　沉水
重约39.8克

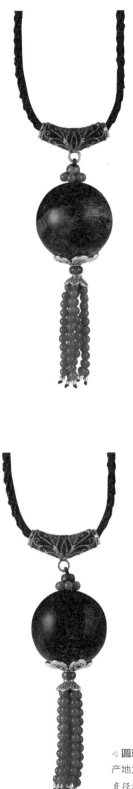

◁ **圆珠挂件**
产地为加里曼丹　沉水
直径约为2.7厘米，重约22克

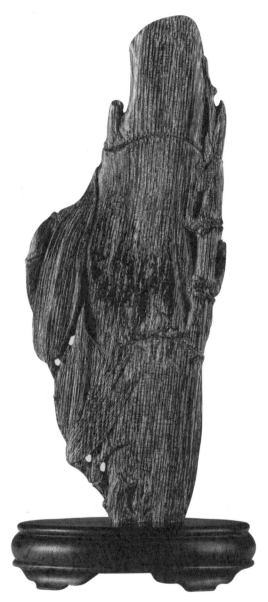

△ **沉香劲竹**
产地为印度尼西亚达拉干
重约31克

◁ **圆珠挂件**
产地为加里曼丹　沉水
直径约为2.6厘米，重约22克

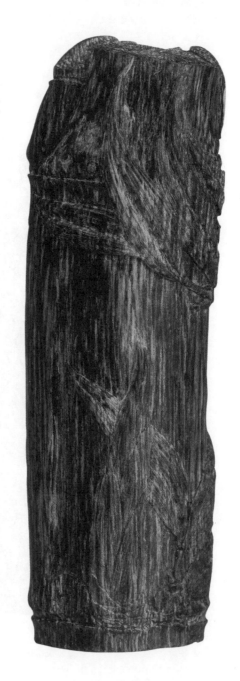

△ **沉香竹报平安摆件**
产地为加里曼丹
重约58克

五
沉香的选购

沉香选购，从原则上讲，颜色越深，质地越密实，其品质也就越好。具体来讲，可从四个方面入手判断沉香的优劣，以挑选到佳品。

大致上可从沉香的香味、质地、产地、形态等方面着手，逐一判断。

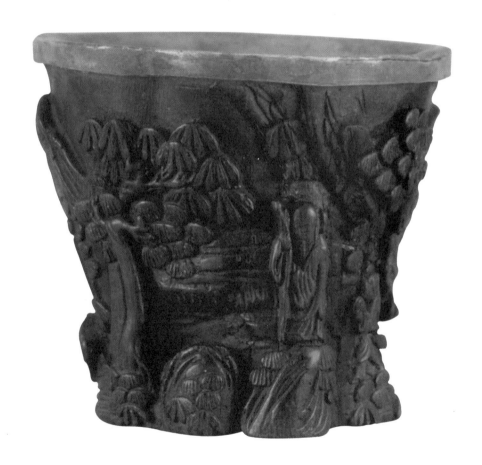

△ **沉香雕松林策杖小杯　清中期**

直径7.5厘米，重118克

此杯敞口，壁微斜，内壁包银，器身浮雕"岁寒三友"纹饰。岁寒三友，指松、竹、梅。因这三种植物在寒冬时节仍可保持顽强的生命力而得名，是中国传统文化中高尚人格的象征，也借以比喻忠贞的友谊。

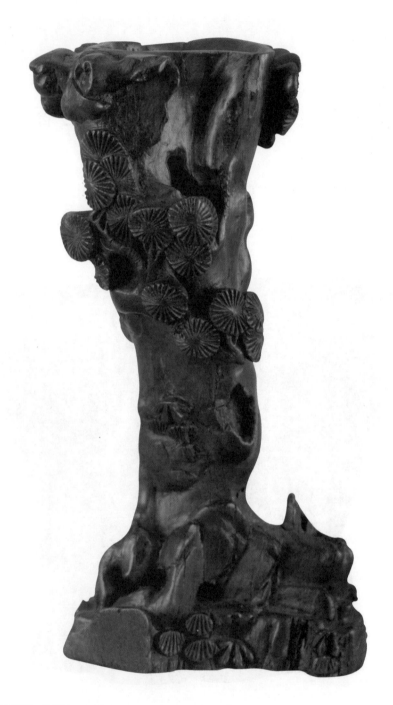

△ **沉香雕松干纹花插　清中期**

高12.2厘米，重75克

　　此松树花插以上品沉香雕制，质地坚实，香气馥郁，色泽沉着。器为敞口，壁微斜，器如老根状，古松虬枝伸展，枝繁叶茂，春意盎然，活灵活现。雕刻者运刀如笔，挥洒自如，宛若天成，古拙而具奇趣，彰显深厚功底。此器之精神气韵悠远，不可多得。

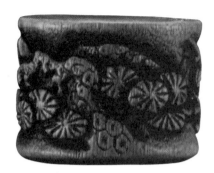

◁ **沉香雕梅花纹扳指　清代**
直径2.3厘米

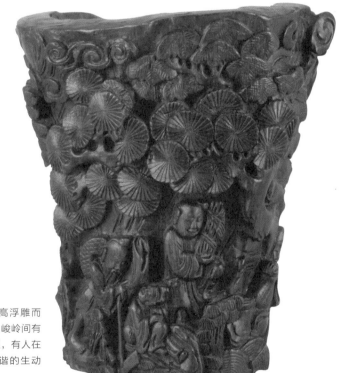

▷ **沉香雕山水人物纹杯　清中期**
高11.3厘米，重173克
　　此杯为敞口，由沉香整料高浮雕而成，杯身雕刻山水人物图。崇山峻岭间有高大的苍松翠柏，有人牵马而至，有人在路边小憩，构成了一幅安静和谐的生动画面。

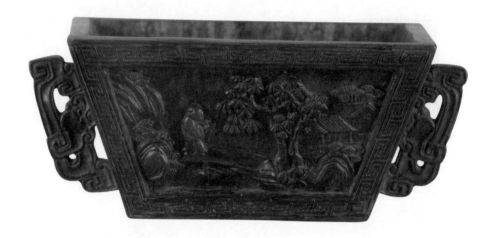

△ 沉香雕开光松山访友纹螭耳方杯　清中期

长12.5厘米，重88克

　　此山水人物杯，长方形口，斜壁，两侧镂雕如意形耳，方圈足，上等沉香木制，纹理清晰，周围环刻回纹。器身雕刻山水人物图，在山石密林深处有人家隐匿其中，清波碧水之上，有人在一旁小憩，实为小桥流水人家的惬意生活。此杯雕工细腻精致，所表达的场景生动逼真。

1 ｜ 闻香味浓醇

　　好的沉香，掩埋在泥地中，时间越长，自然生出的护伤琼脂越多，散发出的香味就越浓。那股特殊的香味清香醇甜，瞬间沁人肺腑。有时也会夹带着一些酸腐气，但千万不要被这种现象所迷惑，那是掩在泥地里时间较长的缘故，可轻轻刮去面上的杂质，一股浓浓的清香便会扑鼻而来，比如奇楠沉香便有如此挥发及透力极强的特点。

2 ｜ 看品质好坏

　　检验一下沉香的质地。品质好的沉香，从表面上看，可以看出透光膏腴厚的油脂，这种油脂含量的沉香往往是天然野生而成。质量高的沉香能沉水，有的半浮半沉。对骤然下沉的沉香，不妨闻闻香味，想想是否有杂质掺和，因为灌注沥青、注砂、涂铅粉的沉香比重较大，自然沉水也快。

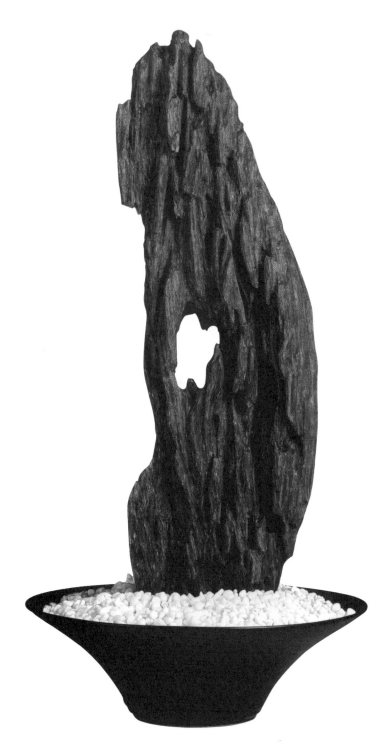

△ 芽庄沉香原料
重约997克

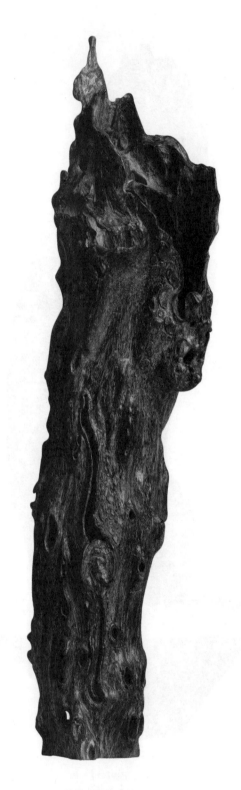

△ 达拉干沉香原料

3 ｜ 识产地质量差异

以产地来辨识沉香也不失为一种办法。因为沉香的产地是有限的，它只生长在东南亚热带雨林中，且各个产地的沉香各具特点。中国沉香主要是以广东的莞香树为多，这种沉香以入药为多，收藏价值不是很高。通常可分为三级：一为疏松白质的白木香，有极淡的香味，木打成粉后可作助燃添加物；二是人工沉香，略有香味，很少沉水，可用来配药；三是天然野生的莞香树沉香，它又有绿、黄、白、黑区分。如果收藏到黑奇楠，可用指甲挑剔，油脂会自然渗出。然而这种天然野生沉香在市场上已少之又少。

老挝沉香以棕黑色为多，黑木中有黄条斑纹者为上品。柬埔寨（高棉）沉香在市场上颇受收藏家欢迎，其丝纹如老鹰羽翅，剖面呈黄白色，香味甚浓，甜丝丝略带花香气。柬埔寨的奇楠沉香，小枝薄皮，肉质油脂呈棕褐色，极为少见。越南沉香以"黄土沉""黑土沉""红土沉"最为著名，三色沉香之中，又以"红土沉"尤为贵重。印度尼西亚的鹰木沉香，肉中有一丝丝的黑线，颇像老鹰双翅的羽色，好的沉香有金丝奇楠和红奇楠，其油脂细密，结香硬贵。

一般来说，市场上较被看好的为柬埔寨沉香，其次是老挝及印度尼西亚沉香。以产地选择沉香是个办法，但也不是唯一的办法。

4 ｜ 看沉香形态

至于沉香的形态则是因人而异的，有的人喜欢抽象的，有的人喜欢具象的。反正，浑然天成的沉香造型都具有较高的艺术品价值，沉香的大小也因人所好而定。如客厅较大，可选较大些的沉香置于厅内，既气派又香味浓郁；有人喜欢把玩，佩戴时可选小的沉香饰品。何况沉香大小价格也不同，这主要看收藏者的经济状况而定，大者大价，小者小价，完全符合市场的运作规律。总而言之，不管是在产地买或者辗转买，必须谨慎挑选有信任度的商人购买沉香。

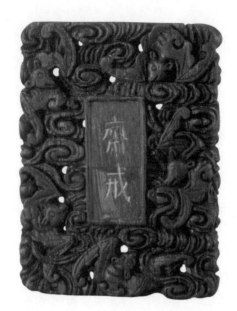

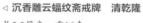

◁ 沉香雕云蝠纹斋戒牌　清乾隆

长5.5厘米，重16克

　　此斋戒牌呈长方形，由沉香木雕刻而
成。以云蝠纹为主要纹饰，背刻满文，与
"斋戒"二字相互辉映，形态小巧。此斋戒
牌的雕刻风格独特，雕工精致。

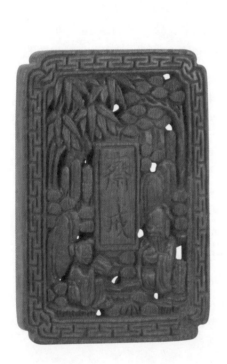

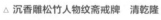

△ 沉香雕松竹人物纹斋戒牌　清乾隆

长6.2厘米，重20克

　　此斋戒牌为长方形，由沉香木所制。纹理清晰，雕刻
人物纹饰，雕工精湛，线条流畅，苍松翠柏之下，福禄相
和，人物面孔栩栩如生，小鹿活泼可爱。

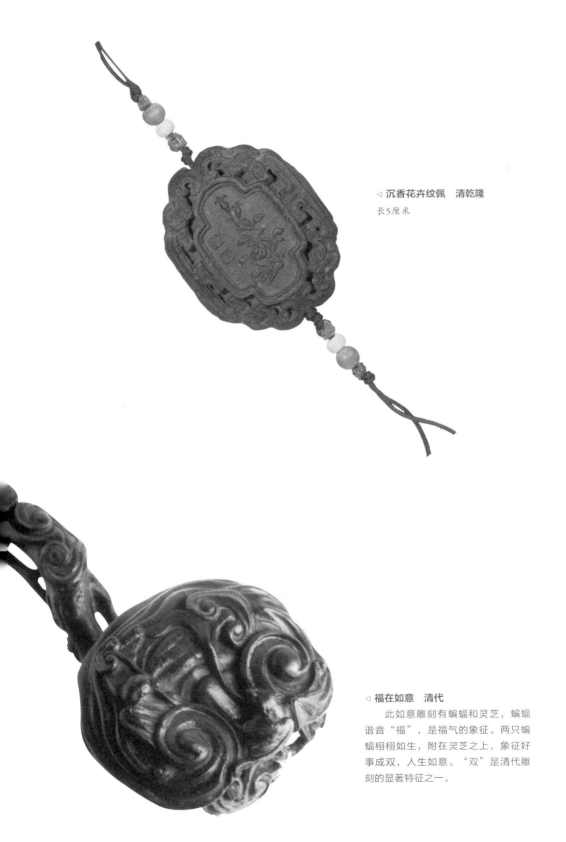

▽ **沉香朝珠　清中期**

直径1.5厘米，重93克

　　朝珠是清朝礼服的一种佩挂物。由于清朝皇帝笃信佛教，朝珠即作为皇帝所赏赐的显现尊贵之物品。此沉香木朝珠是愈久弥香的物件，光滑细腻，圆润规整，是为朝珠中的精品。

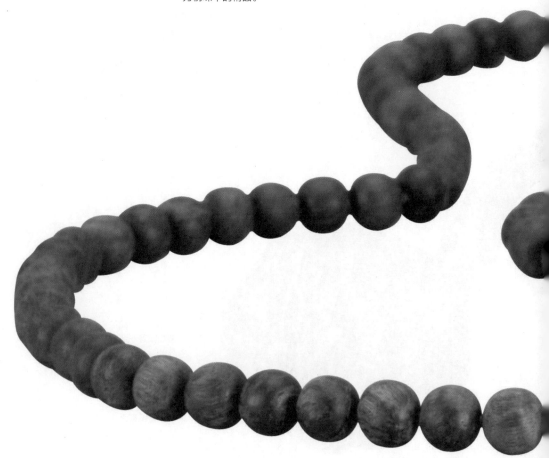

六
沉香手串的选购

　　如今不少人喜欢买沉香手串，戴在手上，对身体健康也有一定好处。但是目前市场上沉香的品种繁多，真假不一，如何选购物有所值的沉香手串呢？有以下一些建议。

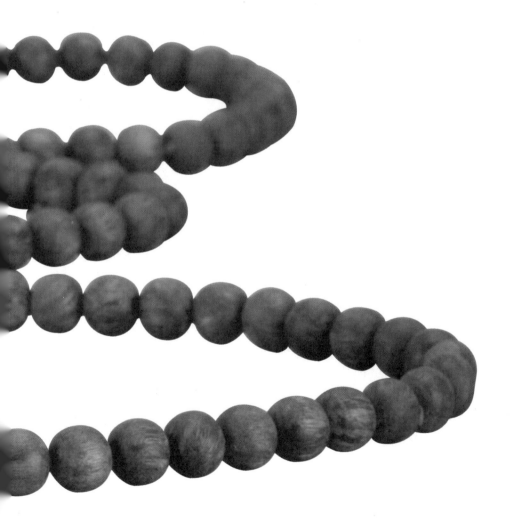

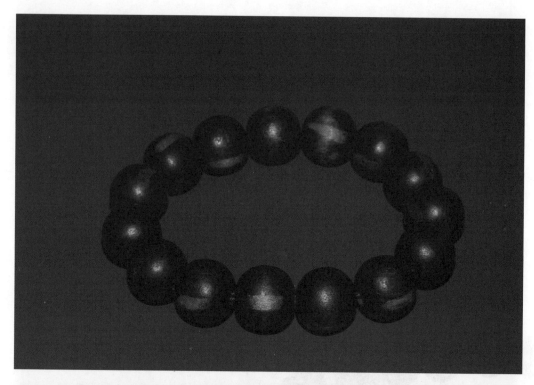

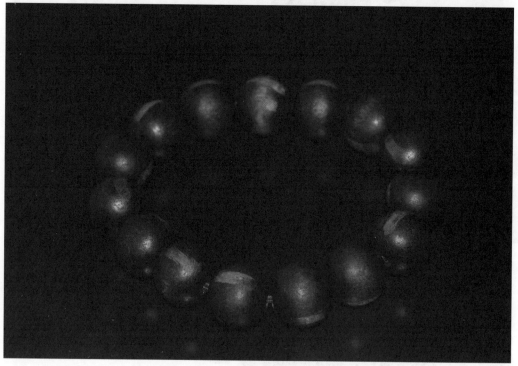

△ 沉香手串

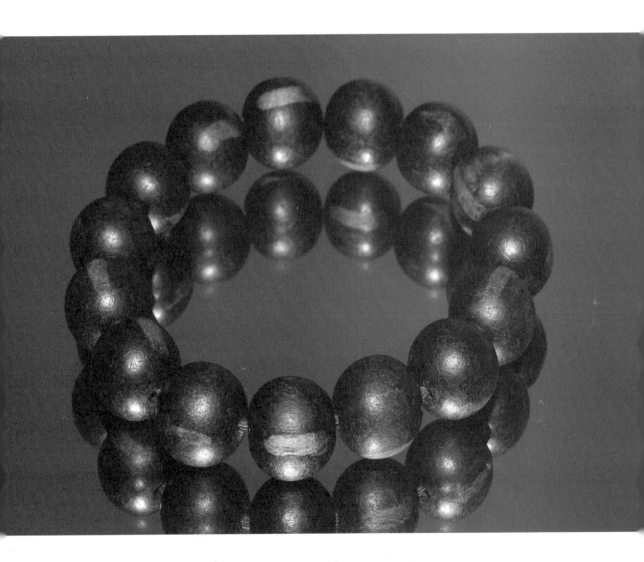

△ 沉香手串

1 | 嗅味道

沉香品种繁多，香味各异，所以要确定一种自己喜欢的味道，也就是说决定买哪个产地的手串。

2 | 试重量

沉香的优劣主要看含油量的多少，而含油量多少与重量成正比，重量越重，含油量越高，其品质就越好。以直径1.6厘米的手串为例，重量在10~15克的手串为入门级，市场价在1000~3000元。如果在3000元以上买到此种手串，就不一定物有所值，除非是一种很少见的沉香品种。重量在15~20克的手串为普通手串，市场价一般在3000~10000元不等，具体价格看其产地、香味而定。重量在20~25克手串为中等以上级别的手串，市场价在10000~20000元。此手串纹理很清晰。香味浓郁，即使长时间佩戴，香味也不会因包浆而消失。重量在25~29克手串为上等品，此手串很稀少，价格在30000~100000元，用行内话讲有缘才可得到。能做成此手串的材料也很难得。重量在30克以上即可沉水，这种手串更加稀少。此级别的手串，重量每增加1克，价格就要翻倍。

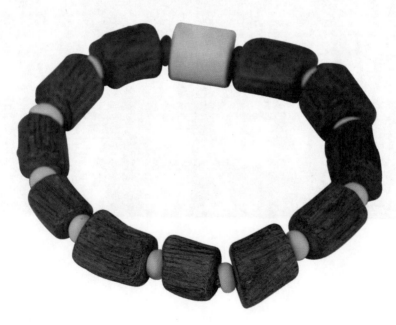

△ 沉香随形手串

重约14克

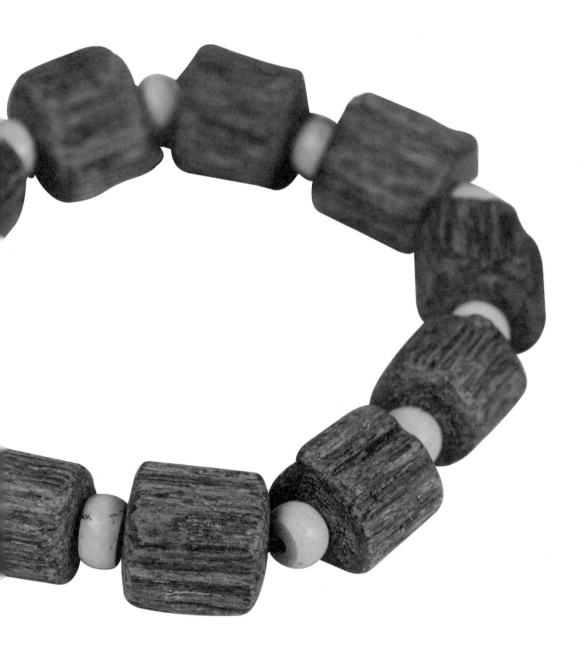

△ **越南富森红土随形手串**
重约12克

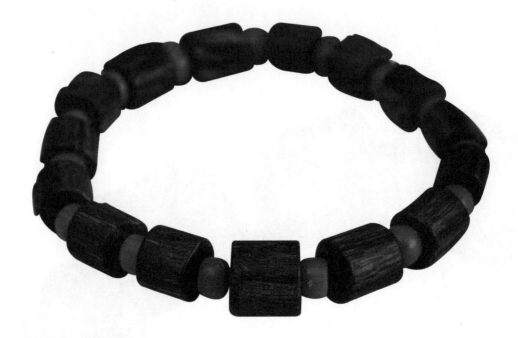

△ **竹节手串**
产地为加布拉
重约10.5克

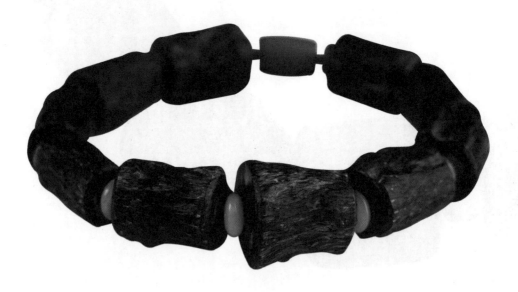

△ **竹节手串**
产地为加里曼丹　沉水
重约16克

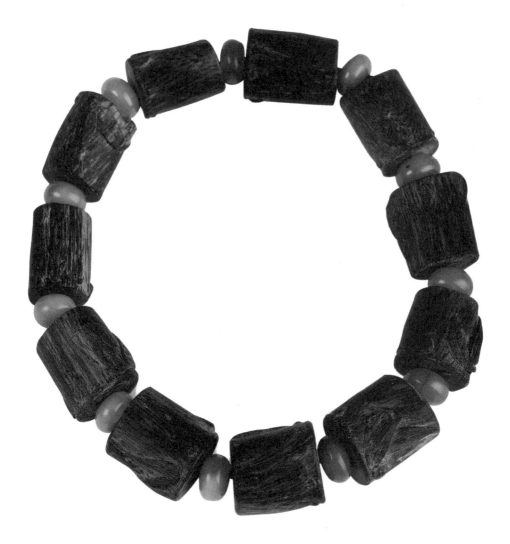

△ **竹节手串**
产地为加里曼丹　沉水
重约26克

3 ｜ 辨真假

　　因为沉香的产量少、价值高，再加上现代科技很发达，造假手段层出不穷，市场上以次充好、以假乱真的沉香制品大量存在。所以，在购买沉香手串时，最重要的一个条件就是要学会辨别真伪，才能买到物有所值的沉香手串。

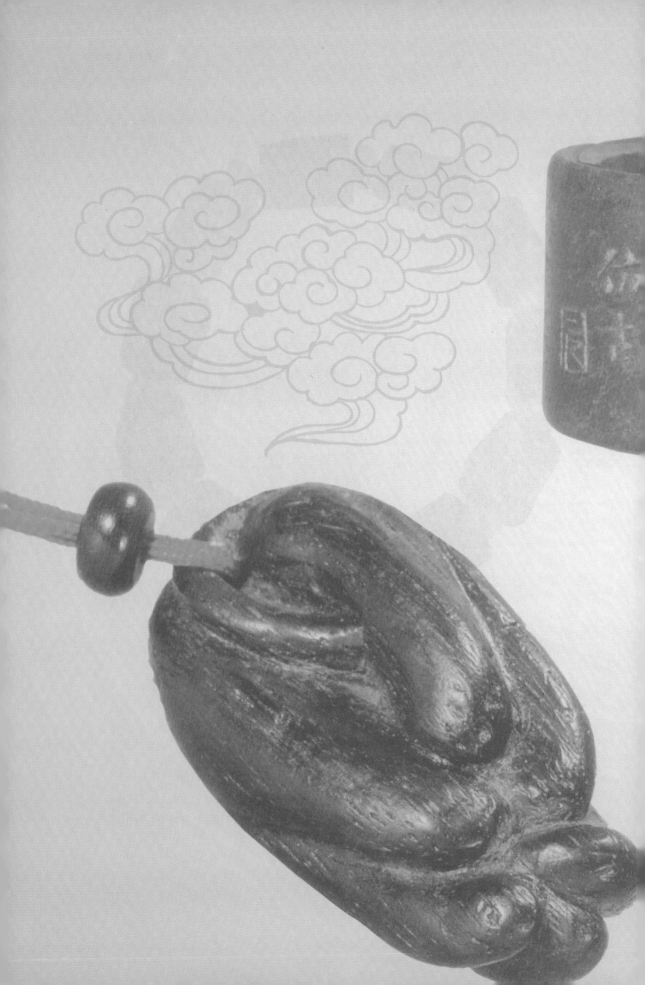

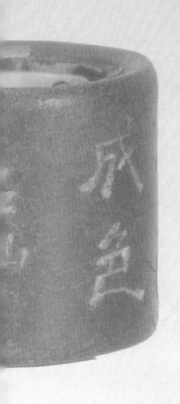

第四章

沉香的保养

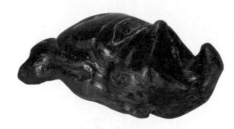

△ 沉香雕随形挂件　清代

长5.5厘米

如今，收藏沉香的人越来越多，能够拥有一串沉香的手串或佩件已经是轻而易举的事情了，一些沉香收藏爱好者对沉香的心仪程度远远超过那些金银珠宝。然而，如何才能更好地保养沉香，是我们最关注的事情。下面我们来详细讲述沉香的保养技巧，以供广大收藏爱好者借鉴。

一

长期佩戴

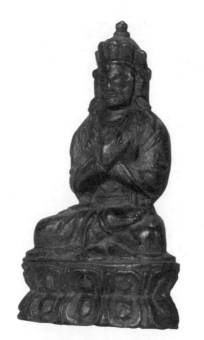

△ 沉香雕随身佛　清中期

高8厘米

　　沉香最好的保养方式就是长期佩戴，因为人体油脂可以使沉香越戴越光亮，形成包浆。长时间佩戴以后，沉香的香味会淡一些，这是很正常的。

　　平时不佩戴沉香制品时，一定要密封好，保存在阴凉处，还可以搽涂少许橄榄油。

　　如果收藏爱好者非常喜欢浓郁的气味，也可以用细砂纸轻轻地在沉香制品上打磨一层（一般不建议使用此方法）。

▷ 奇楠沉香手串

14粒，重约27.8克

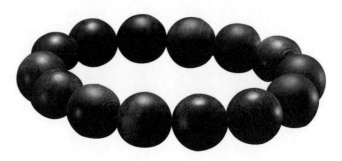

二
保持相对湿度

为了让好的沉香韵味持久，在不佩戴沉香制品时，应使用喷壶在空中喷少许水雾，以沉香制品接之，并快速使用柔软的丝绸擦拭掉，再将其置于密封袋中。这样做一是可以大大减缓挥发油的散失，延长沉香制品自身防虫功效的寿命；二是可以使外界环境温度和湿度对沉香制品的影响大大减小，从而避免沉香制品的开裂和变形。

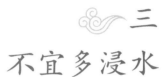

三
不宜多浸水

沉香不适宜多浸水，也应避免太干燥，以免香气流失。通常情况下，沉香不怕雨水、汗水、自来水等，但是，它却不能接触混有洗涤用品的水，比如肥皂水、洗衣粉水、洗发水等，特别是洗发水。一旦与这些洗涤用水混合在一起，分布在沉香表面的沉香油就会与之产生化学反应并被其清洗掉，沉香味就会淡化。

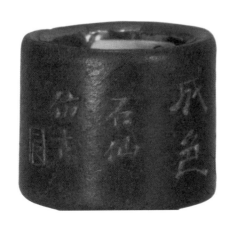

◁ **沉香粉雕扳指　清道光**
直径2.8厘米

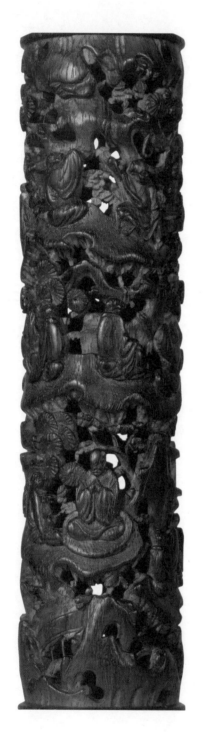

四

不要摔打

　　沉香较软，摔后易破裂，因此存放时要避免撞击其他硬物和摔打。

五

不要用尖锐
物品刻划

　　在把玩沉香制品时，千万要注意不能让尖锐物品划伤它。大多数沉香制品都是依据沉香的天然形状巧雕而成的，佩戴时应切记不要撞伤或压损。

◁ **沉香雕十八罗汉香筒　清乾隆**
高26厘米

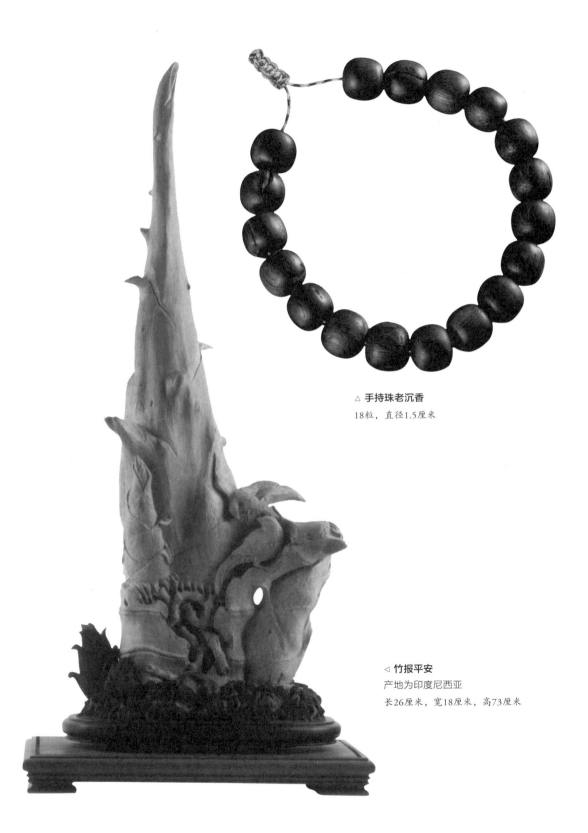

△ **手持珠老沉香**

18粒，直径1.5厘米

◁ **竹报平安**

产地为印度尼西亚

长26厘米，宽18厘米，高73厘米

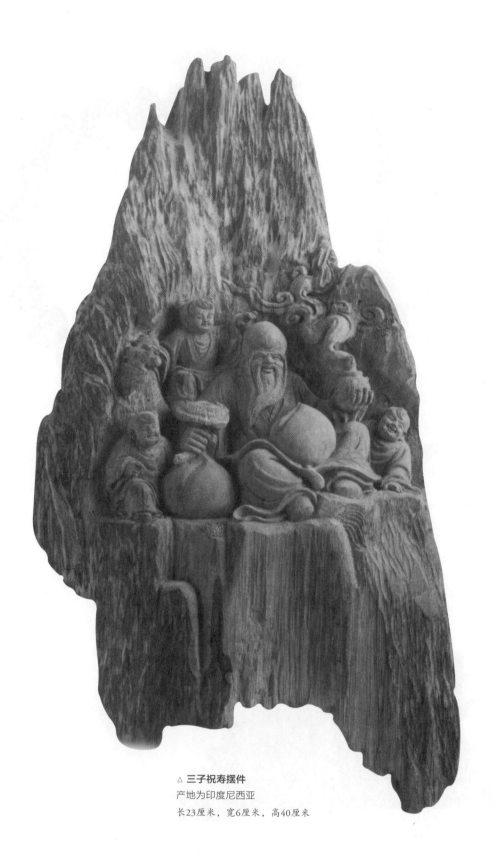

△ 三子祝寿摆件
产地为印度尼西亚
长23厘米，宽6厘米，高40厘米

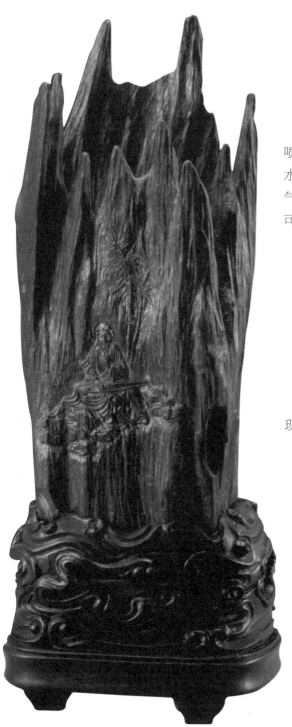

六
不要接触香水

有些人身上佩戴着沉香，同时又喷了香水，殊不知，就算是再好的香水又怎能和沉香之味相比，香水的俗气还会破坏沉香的高雅之趣，非常可惜。

七
避免暴晒

沉香制品应避免暴晒，否则易出现裂纹。

◁ **幽篁竺啸笔筒**
产地为印度尼西亚马尼脑
高22厘米，重112克
此笔筒以马尼脑沉水沉香雕成。高士坐于翠竹之旁，岩石之上，左手抚须，右手抚琴，似和曲于林间清风。高士衣饰刻画细腻，体态安闲，意境悠远。

八
远离火源

沉香燃点较低，如果把沉香放在火源附近则易燃烧，因此一定要注意远离火源。

九
远离高温环境

沉香制品不宜放在过热烫手之处，一旦这样，沉香就极易受损。

十
其他保养方法

还有其他方法可以更好地保养沉香制品：用沉香油涂抹于沉香制品上；将沉香制品埋藏在级别比较高的沉香粉中；点一些级别比较高的沉香油，将沉香制品放置一旁熏。

总之，沉香制品还是比较容易保养的，只要不是在特别恶劣的环境下，一般都能适应。

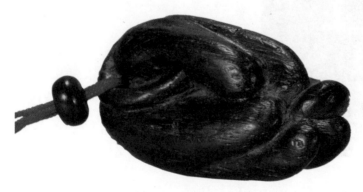

◁ **沉香雕佛手　清代**
长5.5厘米

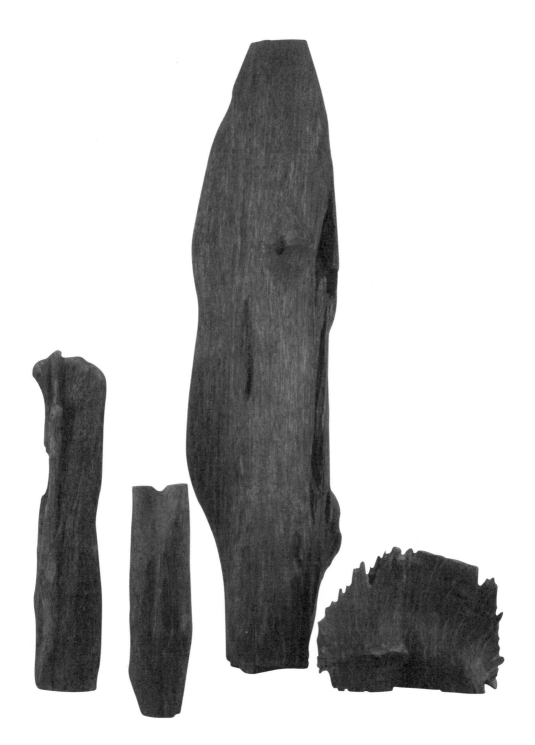

△ **沉香四件　清代**
尺寸不一，分别重279克、136克、1367克、152克（从左至右）

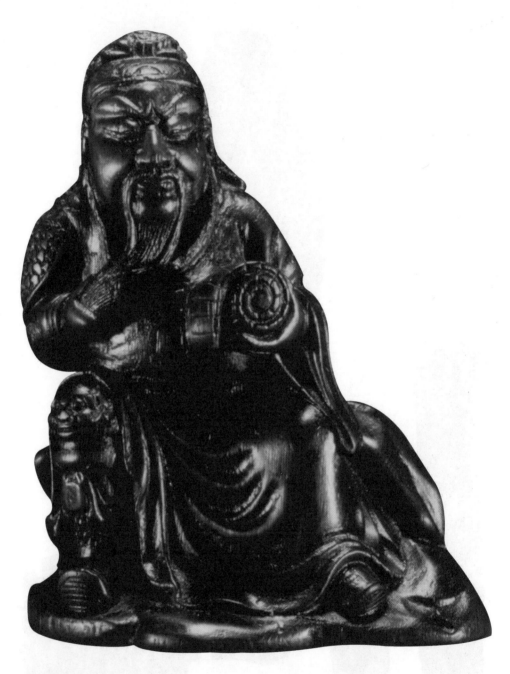

△ **沉香雕关公立像　清代**

高15厘米

　　此关公像系沉香木雕而成。关公头戴纶巾，身穿宽袍，右手抚长须，左手持书卷。面相庄严，浓眉竖立，表情威严，衣褶婉转流畅，成功地塑造出一位刚正不阿、堂堂正正的"武圣"形象。关公立像身材比例均衡，雕工炉火纯青，战袍的质感与关公的威严呼之欲出。

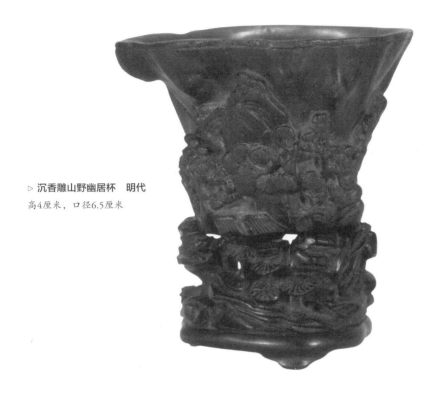

▷ 沉香雕山野幽居杯 明代
高4厘米，口径6.5厘米

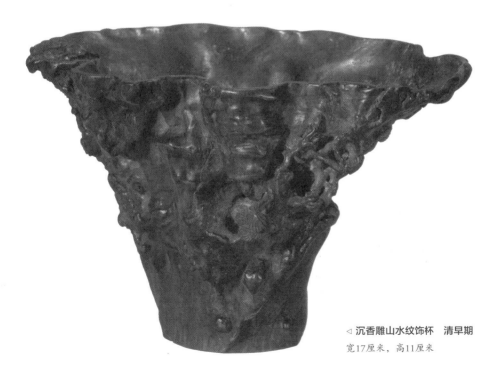

◁ 沉香雕山水纹饰杯 清早期
宽17厘米，高11厘米

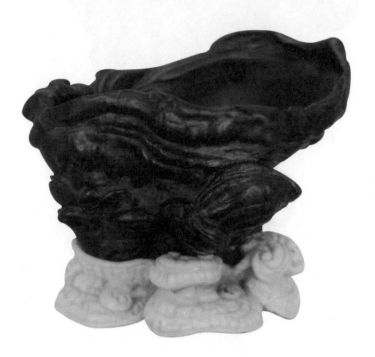

◁ **沉香雕灵芝纹笔舔　清中期**
长5.9厘米，重27克

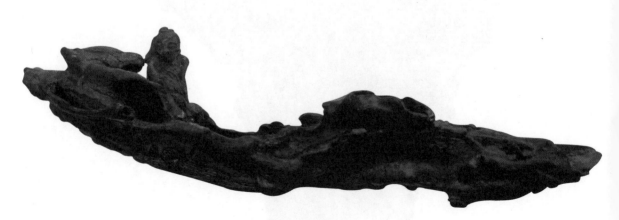

△ **沉香雕仙人乘槎　清中期**
长17.2厘米，重29克